普通高等教育"十二五"规划教材

医用化学实验

李 玲 黄 莺 主编

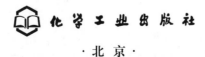

化学工业出版社

·北京·

本书具有鲜明的医药院校教材特征。主要内容包括三个部分：化学实验室基本知识（化学实验须知和基本操作）、实验内容（经典实验和综合性实验）、附录。在实验内容中设置了六个无机化学实验（包括溶液的配制和标定、解离平衡和沉淀溶解平衡、药用氯化钠的精制、醋酸解离度和解离平衡常数的测定、氯化铅溶度积常数的测定、葡萄糖酸锌的制备），九个有机化学实验（包括基本操作及物理常数测定、有机化合物的性质、有机化合物的制备和天然产物中有效成分的提取等内容）。本书对多门化学实验课程教学内容进行整合衔接，既方便教学，又有利于学生学习，系统掌握实验基本知识与基本技能。

　　本书可作为医药院校的中医学、临床医学、临床检验学、口腔医学、医学贸易等专业的本科生的医用化学实验课程教材，也可供高等院校教师参考学习。

图书在版编目（CIP）数据

　　医用化学实验/李玲，黄莺主编. —北京：化学工业出版社，2014.2（2017.9重印）
　　普通高等教育"十二五"规划教材
　　ISBN 978-7-122-19388-9

　　Ⅰ.①医…　Ⅱ.①李…②黄…　Ⅲ.①医用化学-化学实验-高等学校-教材　Ⅳ.①R313-33

　　中国版本图书馆 CIP 数据核字（2013）第 321500 号

责任编辑：旷英姿　朱　理　　　　　　　文字编辑：林　媛
责任校对：宋　夏　　　　　　　　　　　装帧设计：王晓宇

出版发行：化学工业出版社（北京市东城区青年湖南街 13 号　邮政编码 100011）
印　　刷：北京永鑫印刷有限责任公司
装　　订：三河市宇新装订厂
787mm×1092mm　1/16　印张 6　字数 106 千字　2017 年 9 月北京第 1 版第 2 次印刷

购书咨询：010-64518888（传真：010-64519686）　　售后服务：010-64518899
网　　址：http://www.cip.com.cn
凡购买本书，如有缺损质量问题，本社销售中心负责调换。

定　　价：15.00 元

编 写 人 员

主　编　李　玲　黄　莺
副主编　牛丽颖　杨怀霞　高　颖　张晓青　王福东　盛文兵
编　委　（以姓氏笔画为序）

于智莘　长春中医药大学

王　霞　河南中医学院

王福东　湖南中医药大学

牛丽颖　河北中医学院

卢茂芳　湖南中医药大学

刘　姣　河北中医学院

李　玲　湖南中医药大学

李　龙　湖南中医药大学

杨怀霞　河南中医学院

张晓青　湖南中医药大学

徐　菲　湖南中医药大学

高　颖　长春中医药大学

黄　莺　湖南中医药大学

黄　培　湖南中医药大学

曹秀莲　河北中医学院

盛文兵　湖南中医药大学

崔力剑　河北中医学院

彭东明　湖南中医药大学

彭彩云　湖南中医药大学

惠华英　湖南中医药大学

傅榕赓　湖南中医药大学

雷志丹　湖南中医药大学

潘　雪　湖南中医药大学

前　言

医用化学实验是医用化学课程的一个组成部分。为了适应我国高等医学教育的改革和发展，参阅了国内外新近出版的化学类教科书，总结了多所学校的多年教学实践经验及各校新的教学时数和教学要求，结合各医学院校实验学时普遍较少的特点，特编写这本《医用化学实验》教科书。开设医用化学实验课程的主要目的是：

1. 通过实验，使学生学习和掌握医用化学实验的基本操作技术和操作技能，在医用化学实验的基本操作方面获得较全面的训练。这些技能的训练对即将进入科学研究领域工作的学生来说是十分重要的，因为科学实验研究中准确的数据和结果，首先出自于正确的而不是随心所欲的实验操作。因此，进行化学实验基本操作技能的训练具有极其重要的意义。

2. 配合课堂讲授，通过实验检验使课堂讲授的基本理论和基本概念得到巩固和充实，并适当地扩大知识面。当课堂学习的理论与实验室的验证实验结合为一体时，许多概念就很容易理解了。

3. 培养学生独立思考和独立工作的能力。通过综合性实验帮助学生们联系课堂讲授的知识来独立思考和设计实验方法，验证想法，确定最佳的实验方案；通过综合性实验的训练，可以培养学生正确观察、精密思考、诚实记录、独立工作的科学态度、方法和习惯。

总之，掌握基本的医用化学实验操作技术、合成方法和分离技术，对于学习者是一个很好的知识和能力的训练和培养，可为今后的科学研究工作打下非常坚实的基础。

本书注重了《医用化学实验》教学的系统性和实用性，可作为医药院校医学大类（临床医学、全科医学、妇幼保健、临床心理、临床病理、医学影像、预防医学、卫生监测检疫、食品安全、基础医学、临床检验、口腔医学、输血医学、中医学、中西医临床医学等专业）本科生的医用化学、基础化学、无机化学、有机化学配套实验教材，也可作为相关专业人员的参考书。

本书是湖南中医药大学、长春中医药大学、河南中医学院和河北中医学院等四所中医药院校合作的协编教材，是多位一线教师教学经验的合作产品。在编写过程中，我们参考了近几年出版的无机和有机实验教材，具体书目附于书后。在此向参考教材的编者表示感谢。

由于编写时间较短，参编人员较多，加之我们的学术水平和编写能力有限，统稿疏漏、不妥之处在所难免，诚恳希望读者批评指正。

编者

2013 年 11 月

目 录

第一章 医用化学实验规则及其基本知识

一、学生实验守则

实验课是育人成才的重要教学环节，为提高教学质量，取得良好的实验教学效果，实验课要求学生必须做到：

（1）理解实验的教学目的和要求，课前认真阅读教材和有关资料。拟订实验计划，按教师要求做好课前各项准备。否则不能进入实验室做实验。

（2）进行实验时，应认真操作，细致观察，注意理论联系实际，用已学的知识判断、理解、分析和解决实验中所观察到的现象和所遇的问题，注意提高分析问题和解决问题的实际能力。

（3）各项实验操作要认真遵守操作规程，养好良好的实验室工作习惯。

（4）依据实验要求，如实而有条理地记录实验现象和所得数据，不得抄袭或弄虚作假。

（5）实验完成后要注意分析讨论实验结果的好坏的原因，及时总结经验教训，不断提高实验工作能力。要认真书写实验报告，实验报告的字迹要工整，图表要清晰，按时交教师批阅。

（6）实验及报告不符合要求者必须重做。

（7）注意执行各项安全规定，节约水电、药品和器材，爱护仪器和实验室各项设备。

（8）遵守实验室各项规章制度，实验课不得迟到或早退。

（9）要有良好的实验室工作道德，爱护集体，关心他人。

二、化学实验室规则

（1）实验前应清点仪器，如发现有破损或缺少，应立即报告教师，按规定手续向实验技术人员补领。实验时仪器如有破损，按学校仪器赔偿制度进行处理。未经教师同意，不得拿用别的位置上的仪器。

（2）实验时应保持肃静，集中思想，认真操作，仔细观察现象，如实记录实验结果，积极思考问题。

（3）实验时应保持实验室和桌面的洁净整齐。废纸、火柴梗和废液等应倒入废物缸里，严禁倒入水槽里，以防水槽和下水道堵塞或腐蚀。

（4）爱护国家财产，小心使用仪器和实验室设备，注意节约水电、煤气。

（5）使用精密仪器时必须严格按照操作规程进行操作，细心谨慎，如发现仪器有故障，应立即停止使用，及时报告教师。

（6）实验后，应将仪器刷洗干净，放回指定位置，整理好桌面。

（7）值日生打扫整个实验室，最后负责检查水龙头和煤气龙头是否关好，拉断电闸，关好门窗，经教师同意后才能离开实验室。

三、化学药品、试剂的贮存及其使用事项

1. 化学药品、试剂的贮存

（1）化学药品、试剂必须根据化学性质分类存放，易燃、易爆、剧毒、强腐蚀品不得混放。化学药品要存放在专用柜内，有阴凉、通风、防潮、避光等条件；有防火防盗安全设施。

（2）所有药品、试剂必须有明显的标志、标签，标签上要注明名称、规格、浓度。对字迹不清的标签要及时更换，对过期失效和没有标签的药品不准使用，并要进行妥善处理。

（3）一般化学药品都应贮藏在带磨口塞（最好是标准磨口塞）的玻璃瓶内，高黏度的液体放在广口瓶内，一般性液体存放在细颈瓶内。对于特殊化学药品应按下述要求贮藏：

① 氢氧化钠和氢氧化钾及其溶液保存在带胶皮塞或塑料塞的瓶子内，碱金属存放在煤油中；

② 能与玻璃发生反应的化学物（如氢氟酸），使用塑料或金属容器；

③ 对潮湿气体和空气敏感的物质需密封贮藏在玻璃瓶中；

④ 对产生毒性或腐蚀性蒸气的物质（如溴、发烟盐酸、硫酸、氢氟酸）应放在通风橱内。

（4）某些剧毒性化学药品（如氰化物、砷及其化合物等）应按有关部门的规定进行贮存。

（5）对危险物品，要经常检查，防止因变质、分解造成自燃、自爆事故。对剧毒物品的容器、变质料、废渣及废水等应予妥善处理。

2. 化学药品、试剂使用注意事项

（1）药品应按规定量取用，如果书中未标明用量，应注意节约，尽量少用。

（2）取用固体药品时，注意勿使其撒落在实验台上。

（3）药品自瓶中取出后，不应倒入原瓶中，以免引入杂质而引起瓶中药品变质。

（4）试剂瓶用过后，应立即盖上塞子，并放回原处，以免和其他试剂瓶上的塞子搞错，混入杂质。

（5）各种试剂和药品，严禁拿到自己实验台上。

（6）使用有机溶剂和挥发性强的试剂的操作应在通风良好的地方或在通风橱内进行。任何情况下，都不允许用明火直接加热有机溶剂。

（7）实验后要回收的药品，应倒入指定回收瓶中。

四、实验室安全守则及其事故处理

1. 实验室安全守则

在实验中，使用的仪器、装置大部分是容易破碎的玻璃器皿，许多药品是易燃、易爆炸、有腐蚀性或有毒的危险品。因此，稍有不慎，就会发生意外事故。所以，在实验前应充分了解安全注意事项；在实验中，应在思想上十分重视安全问题，集中注意力，遵守操作规程，以免事故发生。

（1）加热试管时，不要将试管口指向自己或他人，不要俯视正在加热的液体，以免液体溅出，受到伤害。

（2）嗅闻气体时，应用手轻拂气体，扇向自己后再嗅。

（3）使用酒精灯时，应随用随点燃，不用时盖上灯罩。不要用已燃的酒精灯去点燃别的酒精灯，以免酒精溢出而失火。

（4）浓酸、浓碱具有强腐蚀性，切勿溅在衣服、皮肤上，尤其勿溅在眼睛上。稀释浓硫酸时，应将浓硫酸慢慢倒入水中，而不能将水往浓硫酸里倒，以免迸溅。

（5）乙醚、乙醇、丙酮、苯等有机易燃物质，安放和使用时必须远离明火，取用完毕后应立即盖紧瓶塞和瓶盖。

（6）能产生有刺激性或有毒气体的实验，应在通风橱里或通风处进行。

（7）有毒药品不得进入口内或接触伤口。也不能将有毒药品随便倒入下水道。

（8）实验室内严禁饮食和吸烟。实验完毕后，应洗净双手后，才离开实验室。

2. 事故处理

如果在实验过程中发生了以下事故，可采取相应的救护措施。

（1）烫伤　可用高锰酸钾或苦味酸溶液揩洗灼伤处，再搽上凡士林或烫伤油膏。

（2）割伤　应立即用药棉揩净伤口搽上龙胆紫药水，再用纱布包扎。如果伤口较大，应立即到医护室医治。

（3）受强酸腐伤　应立即用大量水冲洗，然后搽上碳酸氢钠油膏或凡士林。

（4）受强碱腐伤　立即用大量水冲洗，然后用枸橼酸或硼酸饱和溶液洗涤，再搽上凡士林。

（5）吸入刺激性或有毒气体　如吸入氯、氯化氢气体时，可吸入少量酒精和乙醚的混合蒸气以解毒。吸入硫化氢气体而感到不适时，立即到室外呼吸新鲜空气。

（6）毒物进入口内时，应用 5～6mL 稀硫酸铜溶液加入一杯温水中，内服后，用手指伸入咽喉部，促使呕吐，然后立即送往医院治疗。

（7）触电　立即切断电源，必要时进行人工呼吸。

（8）起火　一般小火可用湿布或沙土等扑灭，如火势较大可使用 CCl_4 灭火器或 CO_2 泡沫灭火器，但不可用水灭火，因水可和某些化学药品（Na）发生剧烈反应而引起更大的火灾。如遇电器设备着火，必须使用 CCl_4 灭火器，绝对不可用水或 CO_2 泡沫灭火机。

3. 急救用具

（1）消防器材　灭火器（如泡沫灭火器、四氯化碳灭火器、二氧化碳灭火器），黄沙等。

（2）急救药箱　红药水、3％碘酒溶液、紫药水、烫伤药膏、3％双氧水溶液、70％乙醇液、2％醋酸溶液、饱和碳酸氢钠溶液、1％硼酸溶液、5％硫酸铜溶液、甘油、凡士林、消炎粉、绷带、纱布、棉花签、橡皮膏、医用镊子、剪刀等。

五、有效数字与误差

1. 有效数字

有效数字是指在化学分析工作中实际能测量到的数字。由于仪器精密度和误差的限制，测得的任何一个数值和位数都只能是有限的。将测量结果中可靠的几位数字加上一位可疑数字统称为有效数字。测量时，直接读得的数字需再加一位估读数字，估读数字一般估读到最小刻度的十分之一。例如用普通滴定管测得液体体积为 21.05mL，它有四个有效数字，由于滴定管能准确地测至 0.1mL，估计至 0.01mL，因此，该液体的体积应为 21.05mL±0.01mL。由于有效数字的最后一位是不准确的，所以，这一位数字就是"不确定数字"。

在记录实验数据或计算结果时，要注意所保留的有效数字要与所用仪器的精密度相一致。例如，用最小测量刻度为 0.1g 的托盘天平称得物质的质量为 6.2g，就不能写成 6.20g。有效数字位数的多少反映了测量的准确度，在测定准确度允许的范围内，数据中有效数字的位数越多，表明测定的准确度越高。

关于有效数字位数的确定，还应注意，数字"0"在数据中具有双重意义。若作为普通数字使用，它就是有效数字；若它只起定位作用，就不是有效数字。

例如：0.0045　　两位有效数字　　0.0040　　两位有效数字

　　　　123　　　三位有效数字　　0.123　　三位有效数字

　　　　3.005　　四位有效数字　　3.500　　四位有效数字

2. 误差

测量值与真实值之差称为误差。任何测量中都包含有误差。误差的来源可分为两种：系统误差和不定误差。

（1）系统误差也称为可测定误差，是由于测量工具（或测量仪器）本身固有误差、实验原理或测量方法本身理论的缺陷、实验操作及实验人员本身心理生理条件的限制而带来的测量误差。系统误差的特点是在相同测量条件下，重复测量所得测量结果总是偏大或偏小，且误差数值一定或按一定规律变化。减少系统误差的方法，通常可以改变测量工具或测量方法，改进实验方法，设计在原理上更为完善的实验，还可以对测量结果考虑修正值。

（2）不定误差，又称为随机误差，是由各种偶然因素对实验者、测量仪器、测量物理量的影响而产生的。即使在完全消除系统误差这种理想情况下，多次重复测量同一对象，仍会由于各种偶然的、无法预测的不确定因素干扰而产生测量误差。不定误差的特点是，对同一测量对象多次重复测量，所得测量结果的误差呈现无规则涨落，既可能为正（测量结果偏大），也可能为负（测量结果偏小），且误差绝对值起伏无规则。可通过多次测量求平均值来减少不定误差，提高测量准确程度。

六、预习报告、实验记录及实验报告范例

1. 预习报告

充分预习实验教材。预习应按每个实验中的"预习要求"进行，应当搞清楚实验的目的、内容、有关原理、操作方法及注意事项，并初步估计每一反应的预期结果，根据不同的实验及指导教师的要求做好预习报告。对每个实验中的思考题，预习时应认真思考。学生应按教师要求写好预习实验报告。

2. 实验记录

必须对整个实验过程仔细观察，积极思考，将所用药品的用量、浓度以及观察到的现象（如反应物颜色的变化，反应温度的变化，有无结晶或沉淀的产生或消失，是否放热或有气体放出等）和测得的各种数据及时如实地记录下来。

3. 实验报告

正确书写实验报告是实验教学的主要内容之一，也是基本技能训练的需要。因此，完成实验报告的过程，不仅仅是学习能力、书写能力、灵活运用知识能力的培养过程，而且也是培养基础科研能力的过程。因此，必须完整准确、严肃认真地如实填写。

（1）实验报告的要求　一份完善的实验报告应包括以下 6 个部分。

① 实验目的。简述实验的目的要求。

② 实验原理。简明扼要地说明实验有关的基本原理、性质、主要反应式及定量测定的方法原理。

③ 实验内容。对于实验现象记录与数据记录，按照实验指导书的要求，要尽量使用表格、框图、符号等形式表示，如 5 滴简写为 "5d"，加试剂用 "＋"，加热用 "△"，黄色沉淀用 "↓黄"、棕红色气体放出用 "↑棕红" 表示，试剂名称和浓度则分别用化学符号表示之。内容要具体翔实，记录要表达准确，数据要完整真实。

④ 解释、计算与结论。对实验记录要做出简要的解释或者说明，要求做到科学严谨、简洁明确，写出主要化学反应方程式；数据计算结果可列入表格中，但计算公式、过程等要在表下举例说明；最后按需要分标题小结或最后得出结论或结果。

⑤ 问题与讨论。主要针对实验中遇到的较难问题提出自己的见解或收获；定量实验则应分析出现误差的原因，对实验的方法、内容等提出改进意见。

⑥ 完成实验思考题。

（2）实验报告的基本格式　实验报告的具体格式因实验类型而异，但大体应遵循一定的格式，常见的可分为物质性质实验报告、定量测定实验报告、物质制备实验报告三种类型，具体格式示例如下，仅供参考，但不希望千篇一律地机械模仿。我们鼓励同学们发挥创造能力，结合实验内容写出具有自己风格的实验报告。

① 性质实验报告格式

实验序号　实验名称

一、实验目的

二、实验原理

三、实验内容

实验项目序号、实验项目名称

实验步骤	实验现象	解释及反应方程	结论

四、讨论

五、思考题

实验成绩____　指导教师（签名）_____

② 定量测定实验报告格式

实验序号　实验名称

一、实验目的

二、实验方法原理

三、实验内容

四、数据记录、处理与结果（可用数据列表、作图等方式）

编号	
1	
2	
3	

实验平均值：

五、误差与讨论

六、思考题

实验成绩____　指导教师（签名）_____

③ 合成制备实验报告格式：

实验序号　实验名称

一、实验目的

二、实验原理

三、实验步骤（可用流程图表示）

产物的颜色形态：_____

称重：产物重_____ g。

产率：$= \dfrac{实际产量}{理论产量} \times 100\%$

四、讨论

五、思考题

实验成绩_____　指导教师（签名）_____

七、医用化学常用仪器

医用化学常用仪器见表 1-1。

表 1-1　医用化学常用仪器

仪器	规格	主要用途	注意事项
试管　具支试管	分硬质试管、软质试管，有刻度、无刻度，有支管、无支管等。 无刻度试管一般以管口直径（mm）×长度（mm）表示，如 10×100、15×150 等 有刻度试管按容量表示，如 5mL、10mL、15mL 等	1. 少量试剂的反应器，便于操作和观察 2. 收集少量气体的容器 3. 具支试管可用于装配气体发生器、洗气装置和检验气体产物	1. 可直接用火加热，当加强热时要用硬质试管 2. 加热后不能骤冷（特别是软质试管）否则容易破裂
离心试管	分有刻度和无刻度，有刻度的以容量表示，如 5mL、10mL、15mL 等	少量试剂的反应器，还可用于分离沉淀	1. 不可直接加热，只能用水浴加热 2. 离心时，把离心试管插入离心机的套管内进行离心分离，取出时要用镊子
烧杯	分硬质、软质或有刻度、无刻度，以容量大小表示，如 50mL、100mL、250mL、500mL 等，还有 5mL、10mL 的微型烧杯	1. 反应器，反应物易混合均匀 2. 配制溶液 3. 物质的加热溶解	1. 加热前要将烧杯外壁擦干，加热时下垫石棉网，使受热均匀 2. 反应液体不得超过烧杯容量的 2/3，以免液体外溢
锥形瓶（三角烧瓶）	分有塞、无塞等，按容量表示，如 50mL、100mL、250mL 等	1. 反应器，振荡方便，适用于滴定反应 2. 装配气体发生器	1. 盛液不宜太多，以免振荡时溅出 2. 加热时下垫石棉网或置水浴中
量筒	按能够量出的最大容量表示，如 10mL、50mL、100mL、500mL 等	量取液体	1. 不能加热，不能用作反应容器，不能用作配制溶液或稀释酸碱的容器 2. 不可量热的溶液或液体

续表

仪器	规格	主要用途	注意事项
药匙	由牛角、不锈钢或塑料制成	取固体药品用,药匙两端各有一个勺,一大一小,根据用药量大小分别选用	取用一种药品后,必须洗净并用滤纸碎片擦干才能取用另一种药品
抽滤瓶 布氏漏斗	布氏漏斗为瓷质。以直径大小表示;吸滤瓶为玻璃制品,以容量大小表示,如 250mL、500mL 等	两者配套使用,用于无机制备中晶体或沉淀的减压过滤	1. 不能直接加热 2. 滤纸要略小于漏斗的内径,又要把底部小孔全部盖住,以免漏滤 3. 先抽气,后过滤,停止过滤时要先放气,后关泵
容量瓶	按颜色分棕色和无色两种。以刻度表示容量大小并注明温度,如 50mL、100mL、250mL、500mL 等	配制标准溶液、配制试样溶液或作溶液的定量稀释	1. 不能加热 2. 磨口瓶塞是配套的,不能互换(也有配塑料塞的) 3. 不能代替试剂瓶用来存放溶液
移液管 吸量管	胖肚型移液管只有一个刻度。吸量管有分刻度,按刻度的最大标度表示,如 1mL、2mL、5mL、10mL 等	用于精确移取一定体积液体	1. 用时先用少量要移取的液体润洗 3 次 2. 一般移液管残留的最后一滴液体,不要吹出,但刻有"吹"字的完全流出式移液管例外
漏斗架	木质,在螺丝可固定于铁架台或木架上	用于过滤时支持漏斗	活动的有孔板不能倒放
试管架	有木质、铝质或塑料制品,有不同形状和大小	放试管用	加热的试管应稍冷后放入架中,铝质试管架要防止酸、碱腐蚀

仪器	规格	主要用途	注意事项
试管夹	有木质、金属制两种，形状大同小异	用于加热时夹持试管	1. 夹在试管上端（离管口约2cm处） 2. 要从试管底部套上或取下试管夹，不得横着套进套出 3. 加热时手握试管夹的长柄，不要同时握住长柄和短柄
研钵	瓷质，也有玻璃、玛瑙或铁质品 以口径大小表示，如60mm、75mm、90mm等	磨细药品或将两种或两种以上固态物质通过研磨混匀 按固体的性质和硬度选用	1. 不能作反应容器 2. 只能研磨不能捣碎（铁研钵除外），放入物质的量不宜超过容量的1/3 3. 易爆物质不能在研钵中研磨
铁夹 铁圈 铁架台	铁制品，铁夹也有铝制的，夹口常套橡皮或塑料 铁圈以直径大小表示，如60cm、9cm、12cm等	装配仪器时，用于固定仪器 铁圈还可代替漏斗架使用	1. 仪器固定在铁架台上时，仪器和铁架的重心应落在铁架台底盘中心 2. 铁架夹持玻璃仪器时，不宜过紧，以免碎裂
三脚架	铁制品，有大小、高低之分	放置较大或较重的加热容器	三脚架的高度是固定的，一般是通过调整酒精灯的位置，使氧化焰刚好在加热容器的底部
坩埚钳	铁或铜合金制品，表面常镀镍或铬	灼烧或加热坩埚时，夹持热的坩埚用	1. 不要和化学药品接触，以免腐蚀 2. 放置时应将钳的尖端向上，以免沾污 3. 使用坩埚时，所用坩埚钳尖端要包有铂片
水浴锅	铜或铝制品	用于间接加热	1. 根据反应容器的大小选择好圈环 2. 经常加水，防止水烧干 3. 用毕应将锅内剩水倒出并擦干

仪器	规格	主要用途	注意事项
表面皿	以直径大小表示，如45mm、65mm、75mm、90mm等	盖在烧杯上防止液体在加热时迸溅或晾干晶体等其他用途	不能用火直接加热
蒸发皿	以口径大小表示，如60mm、80mm、95mm，也有以容量大小表示的常用的为瓷质制品	用于溶液蒸发、浓缩和结晶，随液体性质不同，可选用不同质地的的蒸发皿	1. 能耐高温，但不能骤冷 2. 蒸发溶液时，一般放在石棉网上加热，使受热均匀，也可用直火加热
毛刷	按洗刷对象的名称表示，如试管刷、烧瓶刷、滴定管刷等	用于洗刷玻璃仪器	小心刷子顶端的铁丝捅破玻璃仪器底部
石棉网	由铁丝编成，中间涂有石棉，其大小按石棉层的直径表示，如有10cm、15cm等	加热玻璃器皿时，垫上石棉网，使受热物质均匀受热，不致造成局部过热	不能与水接触，以免石棉脱落或铁丝生锈

第二章　医用化学实验的基本操作

医用化学是一门以实验为基础的学科，因此，掌握好医用化学的基本操作及基本技能，对进一步学习和理解本课程有很好的帮助作用。医用化学实验的基本操作主要包括：常用玻璃仪器的洗涤、干燥和使用方法，常用的化学基本操作技能两部分内容。

一、仪器的清洗与干燥

对于化学实验，洗涤玻璃仪器是一项必需的实验准备工作。仪器清洁与否对实验结果的准确性有较大影响。因此，在实验前必须将玻璃仪器清洗干净。

1. 玻璃仪器的清洗

实验室常用的如烧杯、烧瓶、锥形瓶、量筒、表面皿、试剂瓶等玻璃器皿的清洗，可先把仪器和毛刷淋湿，然后用毛刷蘸取去污粉刷洗仪器的内、外壁，至玻璃表面的污物除去，再用自来水冲洗干净即可。移液管、吸量管、容量瓶、滴定管等具有精密刻度的量器内壁不宜用刷子刷洗，也不宜用强碱性溶剂洗涤，以免损伤量器内壁而影响准确性。通常用含 0.5% 的合成洗涤剂的水溶液浸泡或将其倒入量器中晃动几分钟后弃去，再用自来水冲洗干净。检查玻璃器皿是否洗净的方法是加水倒置，水顺着器皿壁流下，内壁被均匀湿润着一层薄的水膜，且不挂水珠。若挂水珠则表明仪器未洗干净，需要重复以上步骤再进行洗涤。这样洗净的玻璃仪器可供一般化学实验使用。若是洗涤用于精制或有机分析的器皿，除用上述方法处理外，还必须用去离子水冲洗，以除去自来水引入的杂质。

有的污垢难以洗净，可针对其性质选用适当的洗液进行洗涤，如果是酸性的污垢，可用碱性洗液洗涤；反之，碱性的污垢可用酸性洗液除去。有机污垢可用碱性洗液或回收的有机溶剂洗涤；用腐蚀性洗液洗涤时不可用毛刷刷洗。同时应养成玻璃器皿用毕立即清洗的习惯，因为污垢的性质在当时是清楚的，用适当的方法进行洗涤是容易办到的，若是放久了，将会增加洗涤的难度。也可用超声波清洗器来清洗仪器，把仪器放在装有洗涤剂的容器中，利用超声波的振动，达到洗涤的目的，洗后的仪器再用自来水冲洗干净即可。

如果不是十分需要，不要盲目使用各种化学试剂和有机溶剂来清洗仪器，这样不仅造成浪费，而且还可能带来危险。

2. 玻璃仪器的干燥

有机化学实验所用玻璃仪器，除需要洗净外，常常还需要干燥。仪器的干燥与否，有时是实验成败的关键。干燥的方法有以下几种。

（1）自然风干　把洗净的仪器在常温下放置、晾干。这是常用的一种方法。

（2）烘干　把玻璃仪器放入烘箱内烘干。放入前先将水沥干，无水珠下滴时，将仪器口向上，放入烘箱内，并且是自上而下依次放入，将烘箱温度调节为 105～110℃，烘 1h 左右。当烘箱已工作时，不能往上层放入湿的器皿，以免水滴下落，使热的器皿骤冷而破裂。仪器烘干后，要待烘箱内的温度降低后才能取出，取玻璃仪器时，应用干布垫手，防止烫伤。切不可将很热的玻璃仪器取出直接接触冷水、瓷板等低温台面或冷的金属表面，以免骤冷使之破裂。带有磨口玻璃塞的仪器，烘干时必须取出玻璃塞，玻璃仪器上附带的橡胶制品在放入烘箱前也应取下。也可将玻璃仪器放置于气流烘干器上进行干燥或将已洗净的玻璃仪器中的水倒尽后放在红外灯干燥箱中烘干。需要注意的是，厚壁仪器如吸滤瓶等不宜在烘箱中烘干，烘干时要注意慢慢升温并且温度不可过高，以免破裂。带有刻度的计量仪器不可用加热的方法进行干燥，以免影响仪器的精度。具有挥发性、易燃性、腐蚀性的物质不能进烘箱。用乙醇、丙酮淋洗过的仪器不能进烘箱，以免发生爆炸。

（3）吹干　将洗净的玻璃仪器中的水倒尽后放在气流干燥器上用冷、热风吹干或用吹风机把仪器吹干。

（4）有机溶剂干燥　该法适用于仪器洗涤后需要立即干燥使用的情况。将洗净的玻璃仪器中的水尽量沥干，加入少量 95％的乙醇摇洗并倾出，再用少量丙酮摇洗一次（需要的话最后再用乙醚摇洗），然后用电吹风机冷风吹 1～2min（有机溶剂蒸气易燃烧和爆炸，故应先吹冷风），待大部分溶剂挥发后，再用热风吹至完全干燥，最后再用冷风吹去残余蒸气，不使其又冷凝在容器内，并使仪器逐渐冷却。

二、移液管、吸量管和容量瓶的使用方法

1. 移液管、吸量管

移液管（吸管）用于准确移取一定体积的溶液。移液管通常有两种形状，一种移液管中间有膨大部分，称为胖肚移液管或胖肚吸管，常用的有 1mL、2.5mL、10mL、25mL、50mL 等几种。另一种是直形的，管上有分刻度，称为吸量管（刻度吸管），常用的有 1mL、2.5mL、10mL 等几种，见图 2-1。

使用时，洗净的移液管要用待吸取的溶液洗涤三次，以除去管内残留的水分。为此，可倒少许溶液于一干净干燥的小烧杯中，用移液管吸取少量溶液，将管横向转动，使溶液流过管内标线下所有内壁，然后使管直立将溶液由尖嘴口放出。

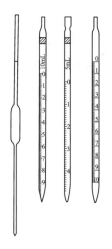

图 2-1　移液管和吸量管

　　吸取溶液时，一般可以用左手拿洗耳球，右手把移液管插入溶液中吸取。当溶液吸至标线以上时，立刻用右手食指按住管口，取出用滤纸擦干下端，然后稍松食指，使液面平稳下降，直至液面的弯月面与标线相切，立即按紧食指，将移液管垂直放入接收溶液的容器中，管尖与容器壁接触，放松食指，使溶液自由流出，流出后再等 15s，除特别注明"吹"字的以外，一般残留于管尖的液体不必吹出，因为校正移液管时也未把这部分液体体积计算在内。

　　用吸量管吸取溶液时，操作与使用移液管相同。但吸量管上常标有"吹"字，特别是最大体积在 1mL 以下的吸量管尤其如此，应特别注意。另外有些吸量管的分刻度离管尖远，放出溶液时也应注意。在实验中应尽量使用同一支吸量管，以减小实验误差。

　　2. 容量瓶

　　容量瓶是一种细颈梨形的平底瓶，带有磨口塞。颈上有标线，一般表示在 20℃时液体充满标度刻线时的准确容积。常用的容量瓶有 1mL、2.5mL、10mL、50mL、100mL、250mL、500mL、1000mL 等多种规格。容量瓶一般用来配制标准溶液或试样溶液。

　　容量瓶在使用前先要检查其是否漏液。检查的方法是：放入自来水至标线附近，盖好瓶塞。瓶外水珠用布擦拭干净，用左手按住瓶塞，右手手指顶住瓶底边缘，把瓶倒立 2min，观察瓶周围是否有水渗出，如果不漏，将瓶直立，把瓶塞转动约 180°后，再倒立过来试一次。检查两次很有必要，因为有时瓶塞与瓶口不是任何位置都密合的。

　　在配制溶液时，先将容量瓶洗净。如用固体物质配备溶液，应先将固体物质在烧杯中溶解后，再将溶液转移至容量瓶中，转移时，要使玻璃棒的下端靠近瓶颈内壁，使溶液沿壁流下，溶液全部流完后，将烧杯轻轻沿玻璃棒上提，同时直立，使附着在玻璃棒与烧杯嘴之间的溶液流回到烧杯中，然后用溶剂洗涤烧杯三次，洗涤液一并转入容量瓶。当加入溶剂至容量瓶容量的 2/3 时，摇动容量瓶，使溶液混匀。接近标线时，要慢慢滴加，直至溶液的弯月面与标线相切为止。然后盖上瓶塞，用左手食指按住塞子，其余手指拿住瓶颈标线以上部分，用右手的全部指尖托住瓶底边缘，然后将容量瓶倒转，使气泡上升到顶部，振荡溶液。如此反复 10 次左右，见图 2-2。

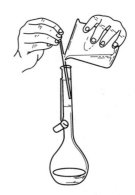

　　有时，也可以把一干净漏斗放在容量瓶上，将已称量的试样倒入漏斗中（这时大部分已经落入容量瓶中），用少量溶剂将残留在漏斗上的试样完全洗入容量瓶中，冲洗几次后，轻轻提起漏斗，再用溶剂充分冲洗，然后如前操作。

　　容量瓶不能久贮溶液，尤其是碱性溶液，它会侵蚀粘住瓶塞，无法打开。所以配制好溶液后，应将溶液倒入清洁干燥的试剂瓶中贮存。容量瓶不能用火直接加热

图 2-2 溶液转入容量瓶

与烘烤。如需使用干燥的容量瓶时，可将容量瓶洗净后，用乙醇等有机溶剂荡洗后晾干或用电吹风的冷风吹干。

三、滴定

　　滴定管是滴定时可准确测量滴定剂体积的玻璃量器。滴定管是一种细长、内径大小比较均匀而具有刻度的玻璃管，管的下端有玻璃尖嘴。有 25mL、50mL 等不同的容积。如 25mL 滴定管就是把滴定管分成 25 等分，每一等分为 1mL，1mL 中再分 10 小格，每一小格为 0.1mL，读数时，在每一小格间可再估计出 0.01mL。

　　滴定管一般分为两种，一种是酸式滴定管，另一种是碱式滴定管。酸式滴定管的下端有玻璃活塞，可盛放酸液及氧化剂，不能盛放碱液，因碱液常使活塞与活塞套黏合，难于转动。盛放碱液时要用碱式滴定管，它的下端连接一橡皮管，内放一玻璃珠，以控制溶液的流出速度，下面再连有一尖嘴玻璃管，这种滴定管不能盛放酸或氧化剂等腐蚀橡皮的溶液，见图 2-3。

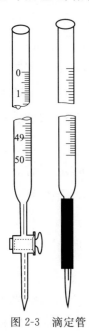

　　为了防止滴定管漏水，在使用酸式滴定管之前要将已洗净的滴定管活塞拔出，用细布或滤纸将活塞及活塞套擦干，在活塞粗端和活塞套的细端分别涂一薄层凡士林，把活塞插入活塞套内，来回转动数次，直到在外观察时呈透明即可。亦可在玻璃活塞孔的两端涂上一薄层凡士林，小心不要涂在塞孔处以防堵塞孔眼，然后将活塞插入活塞套内，来回旋转活塞数次直至透明为止。在活塞末端套一橡皮圈以防在使用时将活塞顶出。然后在滴定管内装入蒸馏水，置滴定管架上直立 2min 观察有无水滴下滴，缝隙中是否有水渗出，并将活塞转 180°再观察一次，放在滴定管架上，没有漏水即可使用。

图 2-3 滴定管

　　为了保证装入滴定管溶液的浓度不被稀释，要用该溶液洗滴定管 3 次，每次约为 7~8mL。其方法是注入溶液后，将滴定管横过来，慢慢转动，使溶液流遍全管，然后将溶液自下放出。洗好后，即可装入溶液。装溶液时要直接从试剂瓶倒入滴定管，不要再经过漏斗等其他容器。

　　将标准溶液充满滴定管后，应检查滴定管下部是否有气泡，如有气泡，可转动活塞，使溶液急速下流驱去气泡。如为碱式滴定管，则可将橡皮管向上弯曲，并在稍高于玻璃珠所在处用两手指挤压，使溶液从尖嘴口喷出，气泡即可除尽。

　　滴定管的读数：在读数时，应将滴定管从滴定管架上取下，用右手大拇指和食指捏住滴定管上部无刻度处，其他手指从旁辅助，使滴定管保持垂直，并将管下端悬挂的液滴除去，然后再读数。滴定管内的液面呈弯月形，无色溶液的弯月面比较清晰，读数时，眼睛视线与溶液弯月面下缘最低点应在同一水平上，眼睛的位置不同会得出不同的读数，应读取弯月面下缘实线的最低点。对于有色溶液（如 $KMnO_4$ 溶液），其弯月面难以看清，视线应与液面两侧的最高点相切，才较易读准数字。读数应估计到 0.01mL。

　　对"蓝带"滴定管，其读数方法与上相同。滴定无色溶液时，滴定管上有两个弯月面尖端相交于滴定管蓝线的某一点上，其交点的位置即为蓝带滴定管读数的正确位置。读数时视线应与此点在同一水平面上。

　　由于滴定管刻度不可能非常均匀，所以在同一实验的每次滴定中，溶液的体积应该控制在滴定管刻度的同一部位，例如第一次滴定是在 0~30mL 的部位，那么第二次滴定也使用这个部位，这样由于刻度不准确而引起的误差可以抵消。

　　为了使读数准确，在滴定管装满或放出溶液后，必须等 1~2min，使附着在滴定管内壁的溶液流下后再读数。如果放出溶液的速度较慢（如接近终点时），则可只等 0.5~1min。注意，每次读数前，都应看看管壁是否挂有水珠，管的出口尖嘴是否悬有液滴，管嘴有无气泡等。

　　进行滴定时，应将滴定管垂直地夹在滴定管架上。使用酸式滴定管时，左手握滴定管，拇指在前，食指及中指在后，一起控制活塞，在转动活塞时，手指微微弯曲。轻轻向内扣住，手心不要顶住活塞小头一端，以免顶出活塞，使溶液溅漏。使用碱式滴定管时，仍用左手握管，用拇指和食指捏玻璃珠所在部位稍上处的橡皮，使形成一条缝隙，溶液即可流出。

　　滴定时，左手控制溶液流量，右手拿住滴定瓶瓶颈，并向同一方向做圆周运动，旋摇，这样使滴下的溶液能较快地被分散进行化学反应。但注意不要使瓶内溶液溅出，在接近终点时，必须用少量蒸馏水吹洗锥形瓶器壁，使溅起的溶液淋下，充分作用完全。同时，滴定速度要放慢，以防滴定过量，每次加入 1 滴或半滴溶液，不断摇动，直至到达终点。用酸式滴定管加半滴溶液时，微微转动旋塞，使溶液悬挂在出口管嘴上，形成半滴，用锥形瓶内壁将其沾落，再用洗瓶以少量蒸馏水吹洗瓶壁。用碱式滴定管加半滴溶液时，应先松开拇指与食指，将悬挂的半滴溶液沾在

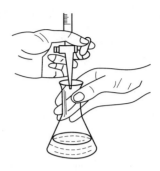

图 2-4 滴定操作

锥形瓶内壁上，再放开无名指与小指，以免出口管尖出现气泡，见图 2-4。

滴定结束后，滴定管内剩余的溶液应弃去，不得将其倒回原瓶，以免污染整瓶操作溶液。随即洗净滴定管，并将蒸馏水充满全管，夹在滴定管架上，备用。

四、化学反应实施方法

（一）加热方法

某些化学反应在室温下难以进行或进行得很慢，为了加快反应速率，要采用加热的方法。温度升高，反应速率加快。一般地，温度每升高 10℃，反应速率增加 1 倍。

有机实验常用的热源是电热套或煤气灯，很少采用直接用火焰加热玻璃器皿，因为玻璃对于剧烈的温度变化和这种不均匀的加热是不稳定的。由于局部过热，可能引起有机化合物的部分分解。此外，从安全的角度来看，因为有许多有机化合物能燃烧甚至爆炸，应该避免用火焰直接接触被加热的物质。可根据物料及反应特性采用适当的间接加热（热浴）方法。最简单的方法是通过石棉网进行加热。用电炉加热时，烧杯（瓶）受热面扩大，且受热较均匀。用灯焰加热时，灯焰要对准石棉块，以免铁丝网被烧断，或局部温度过高。

1. 水浴

当所需加热温度在 80℃ 以下时，可将容器浸入水浴中。热浴液面应略高于容器中的液面，勿使容器底触及水浴锅底，温度应控制在所需要范围内。

若长时间加热，水浴中的水会汽化蒸发。可采用电热恒温水浴。还可在水面上加几片石蜡，石蜡受热熔化浮在水面上，可减少水的蒸发。

2. 油浴

加热温度在 100～250℃ 之间可用油浴，也常用电热套加热。

其优点是温度容易控制在一定的范围内，容器内物质受热均匀。容器内物质的温度一般低于油浴温度 20℃ 左右。油浴所能达到的最高温度取决于所用油

的品种。若在植物油中加入1%的对苯二酚，可增加油在受热时的稳定性。甘油和邻苯二甲酸二丁酯的混合液适用于加热温度范围为140～180℃，温度过高则分解。甘油吸水性强，放置过久的甘油，使用前应首先加热蒸去所吸的水分，之后再用于油浴。液体石蜡可加热到220℃，温度稍高虽不易分解，但易燃烧。固体石蜡也可加热到220℃以上，其优点是室温下为固体，便于保存。硅油和真空泵油在250℃以上时较稳定，但由于价格贵，一般实验室较少使用。

用油浴加热时，要在油浴中装置温度计（温度计感温头如水银球等，不应放到油浴锅底），以便随时观察和调节温度。

油浴所用的油中不能溅入水，否则加热时会产生泡沫或爆溅。使用油浴时，要特别注意防止油蒸气污染环境和引起火灾。为此，可用一块中间有圆孔的石棉板覆盖油锅。

3. 空气浴

空气浴就是让热源把局部空气加热，空气再把热量传递给反应容器。

电热套加热就是简便的空气浴加热，能从室温加热到200℃左右。安装电热套时，要使反应瓶外壁与电热套内壁保持2cm左右的距离，以便利用热空气传热和防止局部过热等。

4. 砂浴

加热温度达200℃或300℃以上时，往往使用砂浴。

将清洁而又干燥的细砂平铺在铁盘上，把盛有被加热物料的容器埋在砂中，加热铁盘。由于砂对热的传导能力较差而散热却较快，所以容器底部与砂浴接触处的砂层要薄些，以便于受热。

由于砂浴传热太慢，温度上升较慢，且不易控制，因而使用不多。

除了以上介绍的几种加热方法外，还可用盐浴、金属浴（合金浴）、电热法等更多的加热方法，以适于实验的需要。无论用何法加热，都要求加热均匀而稳定，尽量减少热损失。

（二）冷却方法

有时在反应中产生大量的热，它使反应温度迅速升高，如果控制不当，可能引起副反应。它还会使反应物蒸发，甚至会发生冲料和爆炸事故。要把温度控制在一定范围内，就要进行适当的冷却。有时为了降低溶质在溶剂中的溶解度或加速结晶析出，也要采用冷却的方法。

1. 冰水冷却

可用冷水在容器外壁流动，或把反应器浸在冷水中，以交换热量。也可用水和碎冰的混合物作冷却剂，其冷却效果比单用冰块好。如果水不妨碍反应进行时，也可把碎冰直接投入反应器中，以更有效地保持低温。

2. 冰盐冷却

要在0℃以下进行操作时，常用按不同比例混合的碎冰和无机盐作为冷却剂。可把盐研细，把冰砸碎成小块（或用冰片花），使盐均匀包在冰块上，在操作过程中应随时加以搅拌。

3. 干冰或干冰与有机溶剂混合冷却

干冰（固态二氧化碳）和乙醇、异丙醇、丙酮、乙醚或氯仿混合，可冷却到−50～−78℃。应将这种冷却剂放在杜瓦瓶（广口保温瓶）或其他绝热效果好的容器中，以保持其冷却效果。

4. 低温浴槽

低温浴槽是一个小冰箱，冰室口向上，蒸发面用筒状不锈钢槽代替，内装酒精。外接压缩机，循环制冷。压缩机产生的热量可用水冷或风冷散去。可装外循环泵，使冷酒精与冷凝器连接循环。还可装温度计等指示器。反应瓶浸在酒精液体中。适于−30～30℃范围的反应使用。

以上制冷方法应根据不同情况选用。注意温度低于−38℃时，由于水银会凝固，因此不能用水银温度计。对于较低的温度，应采用添加少许颜料的有机溶剂（酒精、甲苯、正戊烷）温度计。

五、简单蒸馏

通过简单蒸馏可以将两种或两种以上挥发度不同的液体分离，这两种液体的沸点应相差30℃以上。

1. 简单蒸馏原理

液体混合物之所以能用蒸馏的方法加以分离，是因为组成混合液的各组分具有不同的挥发度。例如，在常压下苯的沸点为80.1℃，而甲苯的沸点为110.6℃。若将苯和甲苯的混合液在蒸馏瓶内加热至沸腾，溶液部分被汽化。此时，溶液上方蒸气的组成与液相的组成不同，沸点低的苯在蒸气相中的含量增多，而在液相中的含量减少。因而，若部分汽化的蒸气全部冷凝，就得到易挥发组分含量比蒸馏瓶内残留溶液中所含易挥发组分含量高的冷凝液，从而达到分离的目的。同样，若将混合蒸气部分冷凝，正如部分汽化一样，则蒸气中易挥发组分增多。这里强调的是部分汽化和部分冷凝，若将混合液或混合蒸气全部冷凝或全部汽化，则不言而喻，所得到的混合蒸气或混合液的组成不变。综上所述，蒸馏就是将液体混合物加热至沸腾，使液体汽化，然后，蒸气通过冷凝变为液体，使液体混合物分离的过程，从而达到提纯的目的。

应当注意：

(1) 在常压下进行蒸馏时，由于大气压往往不恰好等于 101.325kPa（760mmHg），因此，严格地说，应该对温度加以校正。但一般偏差较小，因而可忽略不计。

(2) 当液体中溶入其他物质时，无论这种溶质是固体、液体还是气体，无论挥发性大还是小，液体的蒸气压总是降低的，因而所形成溶液的沸点会有变化。

(3) 在一定压力下，凡纯净的化合物，都有其固定的沸点，但是具有固定沸点的液体不一定都是纯净化合物。因为当两种或两种以上的物质形成共沸物时，它们的液相组成和气相组成相同，因此在同一沸点下，它们的组成一样。这样的混合物用一般的蒸馏方法无法分离，具体方法参阅共沸蒸馏。

2. 简单蒸馏装置

简单蒸馏装置由蒸馏瓶（长颈或短颈圆底烧瓶）、蒸馏头、温度计套管、温度计、直形冷凝管、接引管、接收瓶等组装而成，见图 2-5。

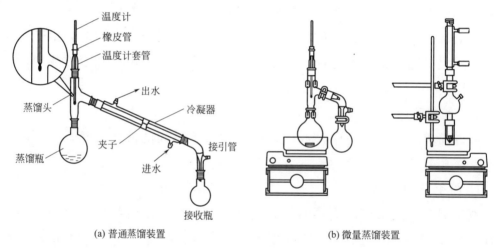

(a) 普通蒸馏装置　　　　　　　　(b) 微量蒸馏装置

图 2-5　常用蒸馏装置图

在装配过程中应注意：

(1) 为了保证温度测量的准确性，温度计水银球的位置应放置如图 2-5(a)所示，即温度计水银球上限与蒸馏头支管下限在同一水平线上。

(2) 任何蒸馏或回流装置均不能密封，否则，当液体蒸气压增大时，轻者蒸气冲开连接口，使液体冲出蒸馏瓶，重者会发生装置爆炸而引起火灾。

(3) 安装仪器时，应首先确定仪器的高度，一般在铁架台上放一块 2cm 厚的板，将电热套放在板上，再将蒸馏瓶放置于电热套中间。然后，按自下而上、从左至右的顺序组装（拆卸仪器的顺序则反之）。仪器组装应做到横平竖直，铁架台一律整齐地放置于仪器背后。

3. 简单蒸馏操作

（1）加料　做任何实验都应先组装仪器后再加原料。加液体原料时，取下温度计和温度计套管，在蒸馏头上口放一个长颈漏斗，注意长颈漏斗下口处的斜面应超过蒸馏头支管，慢慢地将液体倒入蒸馏瓶中。

（2）加沸石　为了防止液体暴沸，应加入 2～3 粒沸石。沸石为多孔性物质，刚加入液体中小孔内有许多气泡，它可以将液体内部的气体导入液体表面，形成汽化中心。如加热中断，再加热时应重新加入新沸石，因原来沸石上的小孔已被液体充满，不能再起汽化中心的作用。

（3）加热　在加热前，应检查仪器装配是否正确，原料、沸石是否加好，冷凝水是否通入，一切无误后再开始加热。开始加热时，电压可以调得略高一些，一旦液体沸腾，水银球部位出现液滴，开始控制调压器电压，以蒸馏速度每秒 1～2 滴为宜。蒸馏时，温度计水银球上应始终保持有液滴存在，如果没有液滴说明可能有两种情况：一是温度低于沸点，体系内气-液相没有达到平衡，此时，应将电压调高；二是温度过高，出现过热现象，此时，温度已超过沸点，应将电压调低。

（4）馏分的收集　蒸馏时要收集沸点范围狭小的各个馏分，所以，蒸馏前要准备两个以上的接收瓶。在达到所需物质的沸点前蒸出的馏出液（前馏分或馏头）蒸完后温度会下降，随后另一个组分开始蒸出时温度又显著上升，温度趋于稳定后，蒸出的就是较纯的物质，这时应更换一个干净的经过称量的干燥接收瓶来接收馏分（即产物）。记下滴进接收瓶第一滴和最后一滴馏分时的温度，这就是该馏分的沸程（工业上常称为馏程）。沸程越小，蒸出的物质越纯。

（5）停止蒸馏　当温度超过所需物质沸程范围，或温度突然下降时，如不需要接收第二组分，可停止蒸馏。要注意，即使杂质含量很少，也不能将烧瓶中的液体完全蒸干，以免烧瓶破裂及发生意外事故。蒸馏完毕应先停火，移去或关闭热源。稍冷后取下接收瓶保存好产物，关掉冷却水，按装配时的相反次序拆除仪器并加以清洗。

4. 注意事项

（1）蒸馏前应根据待蒸馏液体的体积，选择合适的蒸馏瓶。一般被蒸馏的液体占蒸馏瓶容积的 1/3～1/2 为宜，蒸馏瓶越大产品损失越多。

（2）在加热开始后发现没加沸石，应停止加热，待稍冷却后再加入沸石。千万不要在沸腾或接近沸腾的溶液中加入沸石，以免在加入沸石的过程中发生暴沸。

（3）对于沸点较低又易燃的液体，如乙醚，应用水浴加热，而且蒸馏速度不能太快，以保证蒸气全部冷凝。如果室温较高，接收瓶应放在冷水中冷却，在接引管支口处连接一根橡胶管，将未被冷凝的蒸气导入流动的水中带走。

（4）在蒸馏沸点高于130℃的液体时，应用空气冷凝管。主要原因是温度高时，如用水作为冷却介质，冷凝管内外温差增大，而使冷凝管接口处局部骤然遇冷容易断裂。

5. 简单蒸馏操作练习

用简单蒸馏的方法将工业乙醇提纯为95％乙醇。

（1）常量　在100mL的蒸馏瓶中加入50mL的工业乙醇，进行简单蒸馏。测出工业乙醇的沸点。

（2）小量　在25mL的蒸馏瓶中加入10mL工业乙醇，进行简单蒸馏。

6. 思考题

（1）为什么蒸馏系统不能密闭？

（2）为什么蒸馏时不能将液体蒸干？

（3）蒸馏时，温度计水银球上有无液滴意味着什么？

（4）为什么进行蒸馏时要加入沸石？其作用是什么？

（5）拆、装仪器的程序是怎样的？

（6）一般简单蒸馏的速度多少为宜？

六、减压蒸馏

减压蒸馏适用于沸点较高及常压蒸馏时易发生分解、聚合等反应的热敏性有机化合物的分离提纯。一般把低于1atm（101.325kPa）的气态空间称为真空，因此，减压蒸馏也称为真空蒸馏。

1. 基本原理

液体的沸点与外界施加于液体表面的压力有关，随着外界施加于液体表面压力的降低，液体沸点下降。沸点与压力的关系近似地用下式表示：

$$\lg p = A + B/T \tag{2-1}$$

式中　p——液体表面的蒸气压，Pa；

　　　T——溶液沸腾时的热力学温度，K；

　A、B——常数。

如果用$\lg p$为纵坐标，$1/T$为横坐标，可以近似得到一条直线。从二元组分已知的压力和温度，可算出A和B的数值，再将所选择的压力代入上式即可求出液体在这个压力下的沸点。表2-1给出了部分有机化合物在不同压力下的沸点。

表 2-1　部分有机化合物压力与沸点的关系　　　　　　单位：℃

压力/Pa (mmHg)	水	氯苯	苯甲醛	水杨酸乙酯	甘油	蒽
101325(760)	100	132	179	234	290	354
6665(50)	38	54	95	139	204	225
3999(30)	30	43	84	127	192	207
3332(25)	26	39	79	124	188	201
2666(20)	22	34.5	75	119	182	194
1999(15)	17.5	29	69	113	175	186
1333(10)	11	22	62	105	167	175
666(5)	1	10	50	95	156	159

但实际上许多物质的沸点变化是由分子在液体中的缔合程度决定的。因此在实际工作中经常使用液体在常压、减压下的沸点近似图来估计某种化合物在某一压力下的沸点，见图 2-6。

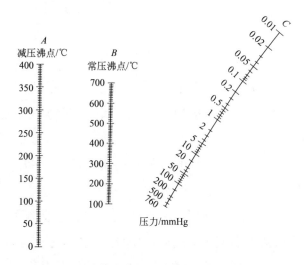

图 2-6　液体在常压、减压下的沸点近似图

　　该图具体使用方法：分别在两条线上找出两个已知点，用一把小尺子将两点连成一条直线，并与第三条相交，其交点便是要求的值。例如，水在 760mmHg 时沸点为 100℃，若求 20mmHg 时的沸点可先在 B 线上找到 100℃ 这一点，再在 C 线上找到 20mmHg，将两点连成一条直线并延伸至 A 线与之相交，其交点便是 20mmHg 时水的沸点（22℃）。利用此图也可以反过来估计常压下的沸点和减压时要求的压力（1mmHg≈133Pa）。

压力对沸点的影响还可以作如下的估算：

（1）从大气压降至 3332Pa（25mmHg）时，高沸点（250～300℃）化合物的沸点随之下降 100～125℃ 左右。

（2）当气压在 3332Pa（25mmHg）以下时，压力每降低一半，沸点下降 10℃。

　　对于具体某个化合物减压到一定程度后其沸点是多少，可以查阅有关资料，但更重要的是通过实验来确定。

2. 减压蒸馏装置

减压蒸馏装置是由蒸馏瓶、克氏蒸馏头（或用 Y 形管与蒸馏头组成）、直形冷凝管、真空接引管（双股接引管或多股接引管）、接收瓶、安全瓶、压力计和油泵（或循环水泵）组成的，见图 2-7(a)。微量减压蒸馏装置见图 2-7(b)。

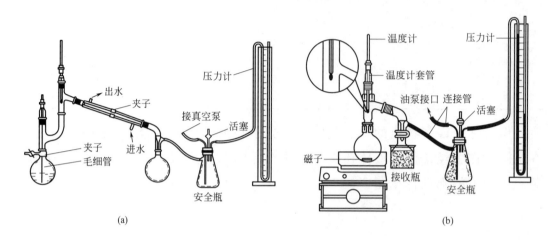

(a)　　　　　　　　　　　　　　　　　　(b)

图 2-7　减压蒸馏装置图

在克氏蒸馏头的直口处插一根毛细管，直至蒸馏瓶底部，距底部距离越短越好，但又要保证毛细管有一定量的出气量。毛细管的作用是在抽真空时将微量气体抽进反应体系中，起到搅拌和汽化中心的作用，防止液体暴沸。因为在减压条件下沸石已不能起汽化中心的作用。在毛细管上端加一节乳胶管并插入一根细铜丝，用螺旋夹夹住，可以调节进气量。

进行半微量和微量减压蒸馏时，用电磁搅拌搅动液体可以防止液体暴沸。常量减压蒸馏时，因为被蒸馏液体较多，用此方法不太妥当。

真空接引管上的支口与安全瓶连接，安全瓶的作用不仅是防止压力下降或停泵时油（或水）倒吸流入接收瓶中造成产品污染，而且还可以防止物料进入减压系统。安全瓶连接着泵和压力计（如果使用循环水泵，泵本身带有压力表）。

3. 减压蒸馏操作要点

（1）减压蒸馏时，蒸馏瓶和接收瓶均不能使用不耐压的平底仪器（如锥形瓶、平底烧瓶等）和薄壁的、有破损的仪器，以防因装置内处于真空状态，外部压力过大而引起爆炸。

（2）减压蒸馏的关键是装置密封性要好，因此在安装仪器时，应在磨口接头处涂抹少量凡士林，以保证装置密封和润滑。温度计一般用一小段乳胶管固定在温度计套管上，根据温度计的粗细来选择乳胶管的内径，乳胶管内径略小于温度计直径较好。

（3）仪器安装好后，应空试系统是否密封。具体方法：①泵打开后，将安全瓶上的放空阀关闭，拧紧毛细管上的螺旋夹，待压力稳定后，观察压力计（表）上的读数是否到了最小或是否达到所要求的真空度。如果没有，说明系统内漏气，应进行检查。②检查方法：首先将真空接引管与安全瓶连接处的橡胶管折起来用手捏紧，观察压力计（表）的变化，如果压力马上下降，说明装置内有漏气点，应进一步检查装置，排除漏气点；如果压力不变，说明安全瓶以后的系统漏气，应依次检查安全瓶和泵，并加以排除或请指导老师排除。③漏气点排除后，应再重新空试，直至压力稳定并且达到所要求的真空度时，方可进行下面的操作。

（4）减压蒸馏时，加入待蒸馏的液体不能超过蒸馏瓶容积的1/2。待压力稳定后，蒸馏瓶内液体有连续平稳的小气泡通过。如果气泡太大已冲入克氏蒸馏头的支管，则可能有两种情况：一是进气量太大，二是真空度太低。此时，应调节毛细管上的螺旋夹使其平稳进气。由于减压蒸馏时一般液体在较低的温度下就可以蒸出，因此，加热不要太快。当蒸馏头蒸完后转动真空接引管（一般用双股接引管，当要接收多组分馏分时可采用多股接引管），开始接收馏分，蒸馏速度控制在每秒1～2滴。在压力稳定及化合物较纯时，沸程应控制在1～2℃范围内。

（5）停止蒸馏时，应先将加热器撤走，打开毛细管上的螺旋夹，待稍冷却后，慢慢地打开安全瓶上的放空阀，使压力计（表）恢复到零的位置，再关泵。否则由于系统中压力低会发生油或水倒吸回安全瓶或冷阱的现象。

（6）为了保护油泵系统中的油，在使用油泵进行减压蒸馏前，应将低沸点的物质先用简单蒸馏的方法去除，必要时可先用水泵进行减压蒸馏。加热温度以产品不分解为准。

4. 减压蒸馏操作练习

在50mL蒸馏瓶中，加入25mL工业乙二醇，装好减压蒸馏装置，进行减压蒸馏。改变压力，分别记录4个压力下的沸点，并绘制（$\lg p$-$1/T$）曲线，计算A、B值，并求出20℃时的压力。

5. 思考题

（1）简述减压蒸馏的过程。

（2）为什么减压蒸馏时，必须先抽真空后加热？

（3）请估计苯甲醛、苯胺、苯乙酮在1333Pa（10mmHg）下的沸点大约是多少？

七、过滤

过滤是从溶液中分离沉淀物最常用的操作方法。当溶液和固体一起通过过滤器时，固体留在过滤器上，液体通过过滤器，达到分离的目的。

常用的过滤方法有常压过滤、减压过滤和热过滤三种。

1. 常压过滤

常压过滤所用过滤器为漏斗，过滤操作前必须准备好滤纸。

将圆形滤纸轻轻对折后再对折，然后展开其中的一层成圆锥形，放入漏斗，使滤纸与漏斗贴紧，为使三层滤纸紧贴漏斗壁，可撕去外面两层滤纸的一小角。按住三层滤纸的一侧，用少量水润湿滤纸，使其贴紧漏斗壁，注意滤纸与漏斗壁之间不应有气泡，否则可轻轻按压滤纸，赶出气泡。

一般采用倾泻法注入过滤物，一手持烧杯，另一只手持玻璃棒垂直紧靠烧杯嘴，让溶液沿玻棒流入漏斗，但不要碰到滤纸。大部分清液过滤后，用玻璃棒轻轻搅起沉淀，转移至漏斗中，用蒸馏水清洗烧杯和沉淀，将洗液和沉淀物转入漏斗中，如此反复，直至沉淀物全部转移到漏斗中，见图2-8。

2. 减压过滤（抽滤）

抽滤的特点是过滤速度快，沉淀干燥效果好，但胶状沉淀和细颗粒沉淀不宜用此法。缺点是当用沸点低的溶剂时，因减压会使热溶剂蒸发或沸腾，导致溶液浓度变大，晶体过早析出。

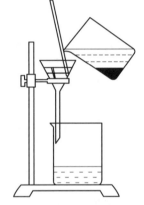

图2-8　沉淀的过滤

抽滤装置由三部分组成：滤器与接收器、减压系统和安全装置。滤器为布氏漏斗，接收器为抽滤瓶，抽滤瓶支管连接安全装置，安全装置再连接减压系统。

抽滤时，滤纸应剪得比布氏漏斗略小，但又要盖住全部瓷孔。将滤纸放入布氏漏斗中，用水或溶剂湿润，抽真空使滤纸与漏斗底部贴紧减压使滤纸吸紧在漏斗上，然后再进行过滤操作，在液体抽干之前漏斗应始终保持有液体存在。见图2-9。

3. 热过滤

在过滤过程中为了防止溶质结晶析出时，可采用热过滤。热过滤有两种方法，即常压热过滤（重力过滤）和减压过滤（抽滤）。为了尽量减少过滤过程中晶体的损失，常压热过滤一般要求用无颈或短颈漏斗，漏斗需预热以利保温。减压热过滤前则需布氏漏斗用热水或烘箱预热。热过滤操作时应做到：仪器热、溶液热、动作快。

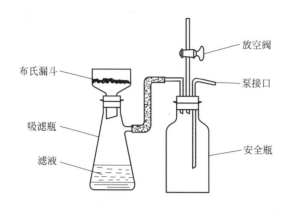
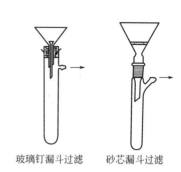

图 2-9 减压过滤装置

常压热过滤的装置见图 2-10。

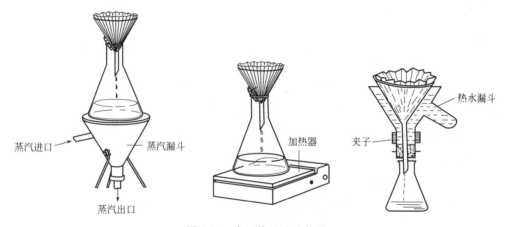

图 2-10 常压热过滤的装置

普通漏斗也可以用铁圈架在铁架台上，下面可用电热套保温。为了保证过滤速度快，经常采用折叠滤纸（又称菊花滤纸），滤纸的折叠方法见图 2-11。

首先，将滤纸对折，然后再对折成四份；将 2 与 3 对折成 4，1 与 3 对折成 5，如图 2-11（a）；2 与 5 对折成 6，1 与 4 对折成 7，如图 2-11（b）；2 与 4 对折成 8，1 与 5 对折成 9，如图 2-11（c）。这时，折好的滤纸边全部向外，角全部向里，如图 2-11（d）；再将滤纸反方向折叠，相邻的两条边对折即可得到图 2-11（e）的形状；然后将图 2-11（f）中的 1 和 2 向相反的方向折叠一次，可以得到一个完好的折叠滤纸，如图 2-11（g）。在折叠过程中应注意：所有折叠方向要一致，滤纸中央圆心部位不要用力折，以免破裂。热过滤时动作要快，以免液体或仪器冷却后，晶体过早地在漏斗中析出，如发生此现象，应用少量热溶剂洗涤，使晶体溶解进入到滤液中。如果晶体在漏斗中析出太多，应重新加热溶解再进行热过滤。

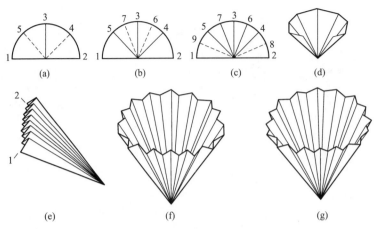

图 2-11　菊花滤纸的折叠方法

减压热过滤的优点是过滤速度快，缺点是当用沸点低的溶剂时，因减压会使热溶剂蒸发或沸腾，导致溶液浓度变大，晶体过早析出。因此真空度不宜太高，以防溶剂损失过多。

抽滤前，应预先将所用仪器用烘箱或气流烘干器烘热待用。滤纸的大小应与布氏漏斗底部恰好一样，先用热溶剂将滤纸润湿，抽真空使滤纸与漏斗底部贴紧。然后迅速将热溶液倒入布氏漏斗中，在液体抽干之前漏斗应始终保持有液体存在，且真空度不宜太低，防止吸滤瓶中溶液出现沸腾现象。

4. 思考题

（1）减压过滤的优点及适用范围如何？

（2）在热过滤时，怎样以最快的速度完全转移晶体与溶液？

（3）为什么热水漏斗和未过滤的溶液要继续加热？

（4）趁热过滤操作要成功应注意哪些方面？

八、重结晶

重结晶是提纯固体化合物的一种重要方法，它适用于产品与杂质性质差别较大，产品中杂质含量小于 5% 的体系。

1. 基本原理

固体有机化合物在任何一种溶剂中的溶解度均随温度的变化而变化，一般情况下，当温度升高时，溶解度增加，温度降低时，溶解度减小。可利用这一性质，使化合物在较高温度下溶解，在低温下结晶析出。由于产品与杂质在溶剂中的溶解度不同，可以通过过滤将杂质去除，从而达到分离提纯的目的。由此可见，选择合适的溶剂是重结晶操作中的关键。

2. 溶剂的选择

（1）单一溶剂的选择根据"相似相溶"原理，通常极性化合物易溶于极性溶剂中，非极性化合物易溶于非极性溶剂中。借助于文献可以查出常用化合物在溶剂中的溶解度。在选择时应注意以下几个方面的问题。

① 所选择的溶剂应不与产物（即被提取物）发生化学反应。

② 产物在溶剂中的溶解度随温度变化越大越好，即在温度高时，溶解度越大越好，在温度低时溶解度越小越好，这样才能保证有较高的回收率。

③ 杂质在溶剂中要么溶解度很大，冷却时不会随晶体析出，仍然留在母液（溶剂）中，过滤时与母液一起去除；要么溶解度很小，在加热时不被溶解，在热过滤时将其去除。

④ 所用溶剂沸点不宜太高，易挥发，易与晶体分离。一般溶剂的沸点应低于产物的熔点。

⑤ 所选溶剂还应具有毒性小、操作比较安全、价格低廉等优点。

如果在文献中找不出合适的溶剂，应通过实验选择溶剂。其方法是：取0.1g的产物放入一支试管中，滴入1mL溶剂，振荡下观察产物是否溶解，若不加热很快溶解，说明产物在此溶剂中的溶解度太大，不适合做此产物重结晶的溶剂；若加热至沸腾还不溶解，可补加溶剂，当溶剂用量超过4mL产物仍不溶解时，说明此溶剂也不适宜。如所选择的溶剂能在1～4mL溶剂沸腾的情况下使产物全部溶解，并在冷却后能析出较多的晶体，说明此溶剂适合作为此产物重结晶的溶剂。实验中应同时选用几种溶剂进行比较。表2-2给出了一些重结晶常用的溶剂。有时很难选择到一种较为理想的单一溶剂，这时应考虑选用混合溶剂。

表 2-2 常用重结晶溶剂的性质

溶剂名称	沸点/℃	密度/g・cm^{-3}	溶剂名称	沸点/℃	密度/g・cm^{-3}
水	100.0	1.00	乙酸乙酯	77.1	0.90
甲醇	64.7	0.79	二氧六环	101.3	1.03
乙醇	78.0	0.79	二氯甲烷	40.8	1.34
丙酮	56.1	0.79	二氯乙烷	83.8	1.24
乙醚	34.6	0.71	三氯甲烷	61.2	
石油醚	30～60 60～90	0.68～0.72	四氯化碳	76.8	1.58
			硝基甲烷	120.0	1.14
环己烷	80.8	0.78	甲乙酮	79.6	0.81
苯	80.1	0.88	乙腈	81.6	0.78
甲苯	110.6	0.87			

（2）混合溶剂的选择　混合溶剂一般由两种能以任何比例混溶的溶剂组成。其中一种溶剂对产物的溶解度较大，称为良溶剂；另一种溶剂则对产物溶解度很小，称为不良溶剂。操作时先将产物溶于沸腾或接近沸腾的良溶剂中，

滤掉不溶杂质或经脱色后的活性炭，趁热在滤液中滴加热的不良溶剂，至滤液出现浑浊并不再消失为止，此时该物质在混合溶剂中呈过饱和状态，再加热或滴加少量良溶剂，使滤液恰好透明，放置冷却，使晶体自溶液中析出。如果冷却后析出油状物，需要调整两溶剂的比例，再进行实验，或另换一对溶剂。有时也可以将两种溶剂按比例预先混合好，再进行重结晶。表 2-3 给出了一些常用的混合溶剂。

表 2-3　重结晶常用的混合溶剂

水-乙醇	甲醇-水	石油醚-苯
水-丙醇	甲醇-乙醚	石油醚-丙酮
水-乙酸	甲醇-二氯乙烷	氯仿-醚
乙醚-丙酮	氯仿-醇	苯-乙醇①
乙醇-乙醚-乙酸乙酯		

① 当使用苯-乙醇混合溶剂时，是指苯-无水乙醇，因为苯与含水乙醇不能任意混溶，在冷却时会引起溶剂分层。

3. 操作方法

重结晶操作过程为：饱和溶液的制备→脱色→热过滤→冷却结晶→抽滤→结晶的干燥。

（1）饱和溶液的制备　这是重结晶操作过程的关键步骤。其目的是用溶剂充分分散产物和杂质，以利于分离提纯。一般用锥形瓶或圆底烧瓶来溶解固体。若溶剂易燃或有毒时，应装回流冷凝管。根据溶剂的沸点和易燃性，选择适当的热浴加热，添加溶剂时，必须移去热源后，从冷凝管上端加入。加入沸石和已称量好的粗产品，先加需要量稍少的适宜溶剂，然后加热使溶液沸腾或接近沸腾，若未完全溶解，可再分次添加溶剂，每次加入溶剂后均需再加热使之沸腾。直至固体刚好全部溶解，停止滴加溶剂，记录溶剂用量。为了避免溶剂挥发和热过滤时因温度降低，使晶体过早地在滤纸上析出而造成产品损失，特别是当重结晶物质的溶解度随温度变化很大时更是如此，故需再加入 20% 左右的过量溶剂，但溶剂用量不宜太多，太多会造成晶体析出太少或者析不出晶体，此时，应将多余的溶剂蒸发掉，再冷却结晶。有时，总有少量固体不能溶解，应将热溶液倒出或过滤，在剩余物中再加入溶剂，观察是否能溶解，如加热后慢慢溶解，说明此产品需要加热较长时间才能全部溶解。如仍不溶解，则视为杂质弃去。

（2）脱色　粗产品中常有一些有色杂质不能被溶剂去除，因此，需要用脱色剂来脱色。最常用的脱色剂是活性炭，它是一种多孔物质，可以吸附色素和树脂状杂质，适用于极性溶剂（三氧化二铝适用于非极性溶剂），但同时它也可以吸附产品，因此加入量不宜太多，一般为粗产品质量的 5%。具体方法：待上述热的饱和溶液稍冷却后，加入适量的活性炭摇动，使其均匀分布在溶液中。加热煮沸 5~10min，再趁热过滤，除去活性炭。注意千万不能在沸腾的溶液中加入活性炭，否则会引起暴沸，使溶液冲出容器造成产品损失。

（3）热过滤　其目的是去除不溶性杂质（包括用作脱色的吸附剂），具体操作见本章中"过滤"。

（4）冷却结晶　冷却结晶是使产物重新形成晶体的过程。其目的是进一步与溶解在溶剂中的杂质分离。将上述热的饱和溶液冷却后，晶体可以析出，当冷却条件不同时，晶体析出的情况也不同。为了得到形状好、纯度高的晶体，在结晶析出的过程中应注意以下几点。

① 应在室温下慢慢冷却至有固体出现时，再用冷水或冰进行冷却，这样可以保证晶体形状好，颗粒大小均匀，晶体内不含杂质和溶剂。否则，当冷却太快时会使晶体颗粒太小，晶体表面易从液体中吸附更多的杂质，加大洗涤的困难。当冷却太慢时，晶体颗粒有时太大（超过 2mm），会将溶液夹带在里边，给干燥带来一定的困难。因此，控制好冷却速度是晶体析出的关键。

② 在冷却结晶过程中，不宜剧烈摇动或搅拌，这样会造成晶体颗粒太小。当晶体颗粒超过 2mm 时，可稍微摇动或搅拌几下，使晶体颗粒大小趋于平均。

③ 有时滤液已冷却，但晶体还未出现，可用玻璃棒摩擦瓶壁促使晶体形成，或取少量溶液，使溶剂挥发得到晶体，将该晶体作为晶种加入到原溶液中，液体中一旦有了晶种或晶核，晶体将会逐渐析出。晶种的加入量不宜过多，而且加入后不要搅动，以免晶体析出太快，影响产品的纯度。

④ 有时从溶液中析出的是油状物，此时，更深一步的冷却可以使油状物成为晶体析出，但含杂质较多。应重新加热溶解，然后慢慢冷却，当油状物析出时，剧烈搅拌可使油状物在均匀分散的条件下固化，如果还是不能固化，则需要更换溶剂或改变溶剂用量，再进行结晶。

（5）抽滤-真空过滤　抽滤的目的是将留在溶剂（母液）中的可溶性杂质与晶体（产品）彻底分离。其优点是：过滤和洗涤速度快，固体与液体分离得比较完全，固体容易干燥。

抽滤装置采用减压过滤装置。具体操作与减压热过滤大致相同，所不同的是仪器和液体都应该是冷的，所收集的是固体而不是液体。在晶体抽滤过程中应注意以下几点：

① 在转移瓶中的残留晶体时，应用母液转移，不能用新的溶剂转移，以防

溶剂将晶体溶解，造成产品损失。用母液转移的次数和每次母液的用量都不宜太多，一般 2～3 次即可。

② 晶体全部转移至漏斗中滤完，为了将固体中的母液尽量抽干，用玻璃钉或瓶塞挤压晶体。当母液抽干后，将安全瓶上的放空阀打开，用玻璃棒或不锈钢小勺将晶体松动，滴入几滴冷的溶剂进行洗涤，然后将放空阀关闭，将溶剂抽干同时进行挤压。这样反复 2～3 次，将晶体吸附的杂质洗干净。晶体抽滤洗涤后，将其倒入表面皿或培养皿中进行干燥。

（6）晶体的干燥　为了保证产品的纯度，需要将晶体进行干燥，把溶剂彻底去除。当使用的溶剂沸点比较低时，可在室温下使溶剂自然挥发达到干燥的目的。当使用的溶剂沸点比较高（如水）而产品又不易分解和升华时，可用红外灯烘干。当产品易吸水或吸水后易发生分解时，应用真空干燥器进行干燥。

4. 重结晶提纯的操作练习

取 5g 对氨基苯甲酸粗品放入 200mL 的烧杯中，先加入 50mL 水，进行加热。当接近沸腾时，如固体没有完全溶解，用滴管补加水，直至固体全部溶解，再加入 20%～30% 的过量水。待稍冷却后加入适量的活性炭，加热 10～15min 进行脱色。然后进行热过滤，将活性炭和不溶性杂质去除，滤液冷却结晶。待晶体全部析出后，进行抽滤并干燥晶体。纯品熔点为 189℃。

5. 思考题

（1）简述重结晶过程及各步骤的目的。

（2）加活性炭脱色应注意哪些问题？

（3）母液浓缩后所得到的晶体为什么比第一次得到的晶体纯度要差？

（4）使用有毒或易燃溶剂重结晶时应注意哪些问题？

九、萃取

萃取是实验室常用的一种分离提纯的方法。洗涤也是萃取的一种方法，利用此法可将有机化合物中杂质去除。按萃取两相的不同，萃取可分为液-液萃取、液-固萃取、气-液萃取。在此，重点介绍液-液萃取。

（一）液-液萃取

液-液萃取又称为溶剂萃取，它是分离液体混合物的重要方法之一。

1. 基本原理

在欲分离的液体混合物中加入一种与其不溶或部分互溶的液体溶剂，形成两相系统，利用液体混合物中各组分在两相中的溶解度和分配系数的不同，易溶组分较多地进入溶剂相，从而实现混合液的分离。

组分在两相之间的平衡关系是萃取过程的热力学基础，它决定过程进行的方向。液-液平衡有两种情况：①萃取剂与原溶液完全不互溶；②萃取剂与原溶液部分互溶。简单萃取过程为：将萃取剂加入到混合液中使其互相混合，因溶质在两相间的分配未达到平衡，而溶质在萃取剂中的平衡浓度高于其在原溶液中的浓度，于是溶质从混合液向萃取剂中扩散，使溶质与混合液中的其他组分分离，因此，萃取是两相间的传质过程。

用萃取方法分离混合液时，混合液中的溶质既可以是挥发性物质，也可以是非挥发性物质（如无机盐类）。

2. 萃取剂的选择

溶剂对萃取分离效果的影响很大，选择时应注意考虑以下几个方面。

（1）分配系数　被分离物质在萃取剂与原溶液两相间的平衡关系是选择萃取剂首先应考虑的问题。分配系数 K 的大小对萃取过程有着重要的影响，分配系数 K 大，表示被萃取组分在萃取相的组成高，萃取剂用量少，溶质容易被萃取出来。

（2）密度　在液-液萃取中两相间应保持一定的密度差，以利于两相的分层。

（3）界面张力　萃取体系的界面张力较大时，细小的液滴比较容易聚结，有利于两相的分离。但是界面张力过大，液体不易分散，难以使两相很好地混合；界面张力过小时，液体易分散，但是易产生乳化现象使两相难以分离。因此，应从界面张力对两相混合与分层的影响来综合考虑，一般不宜选择界面张力过小的萃取剂。常用体系界面张力的数值可在文献中查到。

（4）黏度　萃取剂黏度低，有利于两相的混合与分层，因而黏度低的萃取剂对萃取有利。

（5）其他　萃取剂应具有良好的化学稳定性，不易分解和聚合，一般选择低沸点溶剂，萃取剂容易与溶质分离和回收。毒性、易燃易爆性、价格等都应加以考虑。

常用的萃取剂有乙醚、苯、四氯化碳、石油醚、氯仿、二氯甲烷、乙酸乙酯等。一般选择萃取剂时，难溶于水的物质用石油醚作萃取剂，较易溶于水的物质用苯或乙醚作萃取剂，易溶于水的物质用乙酸乙酯或类似的物质作萃取剂。

3. 操作方法

萃取常用的仪器是分液漏斗。使用前应先检查下口活塞和上口塞子是否有漏液现象。在活塞处涂少量凡士林，旋转几圈将凡士林涂均匀。在分液漏斗中加入一定量的水，将上口塞子盖好，上下摇动分液漏斗中的水，检查是否漏水，确定不漏后再使用。

　　将待萃取的原溶液倒入分液漏斗中，再加入萃取剂（如果是洗涤，应先将水溶液分离后再加入洗涤溶液），将塞子塞紧，用右手的拇指和中指拿住分液漏斗，食指压住上口塞子，左手的食指和中指夹住下口管，同时，食指和拇指以控制活塞的姿势拿住漏斗〔图2-12(a)〕。然后将漏斗平放，前后摇动或作圆周运动，使液体振动起来，两相充分接触〔图2-12(b)〕。在振动过程中应注意不断放气，以免萃取或洗涤时，内部压力过大，造成漏斗的塞子被顶开，使液体喷出，严重时会引起漏斗爆炸，造成伤人事故。放气时，将漏斗的下口向上倾斜，使液体集中在下面，用控制活塞的拇指和食指打开活塞放气〔图2-12(c)〕，注意不要对着人，一般振动两三次就放一次气。经几次摇动放气后，将漏斗放在铁架台的铁圈上，将塞子上的小槽对准漏斗上的通气孔，静止3～5min。待液体分层后将萃取相（即有机相）倒出，放入一个干燥好的锥形瓶中，在萃余相（水相）中再加入新萃取剂继续萃取。重复以上操作过程，萃取完后，合并萃取相，加入干燥剂进行干燥。干燥后，先将低沸点的物质和萃取剂用简单蒸馏的方法蒸出，然后视产品的性质选择合适的纯化手段。

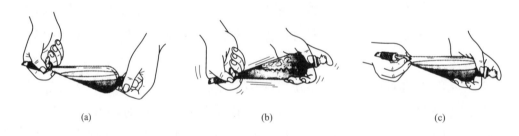

(a)　　　　　　　　　　　(b)　　　　　　　　　　　(c)

图2-12　萃取时手握分液漏斗的姿势

在萃取操作中应注意以下几个问题。

　　（1）分液漏斗中的液体不宜太多，以免摇动时影响液体接触而使萃取效果降低。

　　（2）液体分层后，上层液体由上口倒出，下层液体由下口经活塞放出，以免污染产品。

　　（3）在溶液呈碱性时，常产生乳化现象。有时由于存在少量轻质沉淀，两液相密度接近，两液相部分互溶等都会引起分层不明显或不分层。此时，静置时间应长一些，或加入一些食盐，增加两相的密度，使絮状物溶于水中，迫使有机物溶于萃取剂中；或加入几滴酸、碱、醇等，以破坏乳化现象。如上述方法不能将絮状物破坏，在分液时应将絮状物与萃余相（水层）一起放出。

　　（4）液体分层后应正确判断萃取相（有机相）和萃余相（水相），一般根据两相的密度来确定，密度大的在下面，密度小的在上面。如果一时判断不清，应将两相分别保存起来，待弄清楚后，再弃掉不要的液体。

（二）液-固萃取

液-固萃取的原理与液-液萃取类似。常用的方法有浸取法和连续提取法。

1. 浸取法

最常见的浸取法就是熬中药，将溶剂加入到被萃取的固体物质中加热，使易溶于萃取剂的物质提取出来，然后再进行分离纯化。当使用有机溶剂作萃取剂时，应使用回流装置。

2. 连续提取法

一般使用索氏（Soxhlet）提取器（见图2-13）来进行，将固体物质研细，放入滤纸筒内，上下开口处应扎紧，以防固体逸出。将其放入提取器的提取筒中，滤纸筒不宜扎得太紧，以加大液体和固体的接触面积；但是也不能太松，否则不好放入提取筒中。滤纸筒的高度不要超过虹吸管顶部。从提取筒上口加入溶剂，当发生虹吸时，液体流入蒸馏瓶中，再补加过量溶剂（根据提取时间和溶剂的挥发程度而定），一般30mL左右即可。装上冷凝管，通入冷却水，加入沸石后开始加热。液体沸

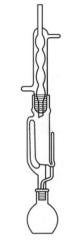

图2-13　索氏提取器
装置图

腾后开始回流，液体在提取筒中蓄积，使固体浸入液体中。当液面超过虹吸管顶部时，蓄积的液体带着从固体中提取出来的易溶物质流入蒸馏瓶中。继续使用上述方法，再进行第二次提取。这样反复三次左右，可将固体中易溶物质全部提取到液体中来。提取过程结束后，将仪器拆除，对提取液进行分离。

在提取过程中应注意调节温度，因为随着提取过程的进行，蒸馏瓶内的液体不断减少，当从固体物质中提取出来的溶质较多时，温度过高会使溶质在瓶壁上结垢或碳化。当物质受热易分解或萃取剂沸点较高时，不宜使用此方法。

第三章　无机化学实验

经典性实验

实验一　溶液的配制和标定

【实验目的】

1. 掌握实验室常用溶液的配制方法。

2. 掌握酸碱溶液浓度的标定方法。

3. 掌握在酸碱滴定中用指示剂确定滴定终点的方法。

【实验原理】

实验室常用的溶液根据其用途不同，可以粗略地分为一般溶液和标准溶液。一般溶液不用来定量，不需知道其准确浓度，只知道其大致浓度但不会影响实验结果；标准溶液在物质的定量分析中使用，所以必须知道其准确浓度。

一般溶液配制不需要用精密仪器，用托盘天平、量筒等仪器就可完成。

标准溶液可采用直接配制和先粗略配制然后用基准物质（或另一已知准确浓度的标准溶液）标定（又称为"粗配精标"）两种不同方法。

【仪器与试剂】

1. 仪器

分析天平，台秤，量筒，烧杯，试剂瓶，锥形瓶，碱式滴定管，移液管，容量瓶，玻璃棒。

2. 试剂

盐酸，氢氧化钠，酚酞指示剂（0.2％乙醇溶液），邻苯二甲酸氢钾，蒸馏水。

【实验内容】

1. $0.1mol \cdot L^{-1}$ HCl 溶液的配制

用洁净的 5mL 量筒量取盐酸（$c=6mol \cdot L^{-1}$）3mL 至烧杯中，加蒸馏水 30mL 稀释，混匀，转移至 50mL 的试剂瓶中。

2. $0.1mol \cdot L^{-1}$ NaOH 溶液的配制

以烧杯作为容器在台秤上称取 1g 固体 NaOH，用量筒加 250mL 蒸馏水使溶解，混匀，转移至 250mL 的试剂瓶中。

如想减少配制的 NaOH 溶液中 CO_3^{2-} 的量，可先配制 NaOH 的饱和溶液，用量筒量取上层清液（勿取底部沉淀）3mL，倒入洗净的试剂瓶（橡皮或塑料塞子）中，用蒸馏水稀释至 500ml，摇匀，贴上标签。

3. 邻苯二甲酸氢钾标准溶液的配制

取邻苯二甲酸氢钾晶体约 4g，精密称定，置 50mL 烧杯中，加入煮沸后刚冷却的蒸馏水少量使其全部溶解后，转移至 250mL 的容量瓶中，再用少量水冲洗烧杯及玻璃棒 2～3 次，并将每次洗涤用的水全部转移至容量瓶中，最后用水稀释至刻度，摇匀。计算其标准浓度。

4. NaOH 溶液浓度的标定

（1）取一支干燥、洁净的碱式滴定管，装入 NaOH 溶液，排气泡，调整液面至零刻度。

（2）取一支洁净的 25mL 移液管，移取 25mL 邻苯二甲酸氢钾标准溶液，置于洁净的 250mL 锥形瓶中，加入 2～3 滴酚酞指示剂，摇匀。

（3）按碱式滴定管的正确操作方法将 NaOH 溶液滴加到锥形瓶中，边滴定边摇动锥形瓶。当锥形瓶中溶液出现微红色 0.5min 内不褪色，则到达滴定终点。记下滴定管中液面位置的准确读数。

（4）利用消耗的 NaOH 溶液的准确体积及邻苯二甲酸氢钾标准溶液的量可计算出 NaOH 溶液的准确浓度。再重复滴定两次。即可取平均值计算 NaOH 溶液的浓度。三次测定的相对平均偏差应小于 0.2%。

【注意事项】

1. 称取固体 NaOH 时，为防止其吸水及与 CO_2 发生反应，称量速度应快一些。

2. 直接配制标准溶液时，若溶解过程放热明显则应放冷至室温后再定容。

3. 邻苯二甲酸氢钾不易溶解，可用温水加速溶解待冷却后进行标定。

4. 滴定接近终点时，用洗瓶吹洗锥形瓶内壁，将挂在锥形瓶内壁上的溶液洗下后再继续滴定。

【思考题】

1. 为什么配制一般溶液使用台秤而配制标准溶液用分析天平？

2. 配制标准溶液的方法有哪些？

3. 什么叫基准物质？

实验二　解离平衡和沉淀溶解平衡

【实验目的】

1. 了解强弱电解质解离的差别及同离子效应。
2. 学习缓冲溶液的配制方法及其性质。
3. 熟悉难溶电解质的沉淀溶解平衡及溶度积原理的应用。
4. 学习离心机、酸度计、pH 试纸的使用等基本操作。

【实验原理】

1. 弱电解质的解离平衡及同离子效应

对于弱酸或弱碱 AB，在水溶液中存在下列平衡：$AB \rightleftharpoons A^+ + B^-$，各物质浓度关系满足 $K^\ominus = [A^+][B^-]/[AB]$，$K^\ominus$ 为解离平衡常数。在此平衡体系中，若加入含有相同离子的强电解质，即增加 A^+ 或 B^- 的浓度，则平衡向生成 AB 分子的方向移动，使弱电解质的解离度降低，这种效应叫做同离子效应。

2. 缓冲溶液

由弱酸及其盐（如 HAc-NaAc）或弱碱及其盐（如 $NH_3 \cdot H_2O$-NH_4Cl）组成的混合溶液，能在一定程度上对抗外加的少量酸、碱或水的稀释作用，而本身的 pH 值变化不大，这种溶液叫做缓冲溶液。

3. 盐类的水解反应

盐类的水解反应是由组成盐的离子和水解离出来的 H^+ 或 OH^- 作用，生成弱酸或弱碱的过程。水解反应往往使溶液显酸性或碱性。如：弱酸强碱盐（碱性）、强酸弱碱盐（酸性）、弱酸弱碱盐（由生成弱酸弱碱的相对强弱而定）。通常加热能促进水解，浓度、酸度、稀释等也会影响水解。

4. 沉淀平衡

（1）溶度积 $K^\ominus_{sp}$　在难溶电解质的饱和溶液中，未溶解的固体及溶解的离子间存在着多相平衡，即沉淀平衡。$K^\ominus_{sp}$ 表示在难溶电解质的饱和溶液中，难溶电解质的离子浓度（以其化学计量数为幂指数）的乘积，叫做溶度积常数，简称溶度积。根据溶度积规则可以判断沉淀的生成和溶解。若以 J 表示溶液中难溶电解质的离子浓度（以其系数为指数）的乘积，那么，溶液中若 $J > K^\ominus_{sp}$ 则有沉淀析出或溶液过饱和；$J = K^\ominus_{sp}$ 溶液恰好饱和或达到沉淀平衡；$J < K^\ominus_{sp}$ 溶液无沉淀析出或沉淀溶解。

（2）分步沉淀　有两种或两种以上的离子都能与加入的某种试剂（沉淀剂）反应生成难溶电解质时，沉淀的先后顺序决定于所需沉淀剂离子浓度的大小，需要沉淀剂量小的先沉淀，需要沉淀剂量较大的后沉淀，这种现象叫做分步沉淀。

（3）沉淀的转化　把一种难溶电解质转化为另一种难溶电解质，即把一种沉淀转化为另一种沉淀的过程叫沉淀的转化。一般来说，溶度积较大的难溶电解质容易转化为溶度积较小的难溶电解质。

【仪器与试剂】

1. 仪器

试管，烧杯，量筒，洗瓶，玻璃棒，酒精灯（或水浴锅），pH 计。

2. 试剂

HCl（0.1mol·L^{-1}、1mol·L^{-1}、6mol·L^{-1}），HAc（0.1mol·L^{-1}、1mol·L^{-1}），NaOH（0.1mol·L^{-1}、1mol·L^{-1}），$NH_3·H_2O$（2mol·L^{-1}），NaCl（0.1mol·L^{-1}），Na_2CO_3（0.1mol·L^{-1}），NaAc（1mol·L^{-1}、固体），KI（0.001mol·L^{-1}、0.1mol·L^{-1}），K_2CrO_4（0.1mol·L^{-1}），$MgCl_2$（0.1mol·L^{-1}），$Al_2(SO_4)_3$（0.1mol·L^{-1}），$ZnSO_4$（0.1mol·L^{-1}），$CuSO_4$（0.1mol·L^{-1}），$MnSO_4$（0.1mol·L^{-1}），$Pb(NO_3)_2$（0.001mol·L^{-1}、0.1mol·L^{-1}），$AgNO_3$（0.1mol·L^{-1}），NH_4Cl（0.1mol·L^{-1}、饱和溶液、固体），Na_3PO_4（0.1mol·L^{-1}），Na_2HPO_4（0.1mol·L^{-1}），NaH_2PO_4（0.1mol·L^{-1}），$SbCl_3$（固体），$FeCl_3$（固体），标准缓冲溶液（pH=6.86，4.00），锌粒（固体），酚酞溶液（1%），甲基橙（0.1%），pH 试纸。

【实验内容】

1. 强弱电解质溶液的比较

用 pH 试纸分别测定 HAc（0.1mol·L^{-1}）、HCl（0.1mol·L^{-1}）溶液的 pH值。然后在两支试管中分别加入 1mL 上述溶液，再各加入一小颗锌粒并加热，观察哪支试管中产生氢气的反应比较剧烈。

2. 同离子效应

（1）在两支试管中，各加 1mL0.1mol·L^{-1} HAc 溶液和 1 滴甲基橙指示剂，摇匀，观察溶液颜色；在一支试管中加入少量 NaAc 固体，振荡使之溶解，观察溶液颜色有何变化，与另一支试管溶液进行比较，指出同离子效应对解离度的影响。

（2）在两支小试管中，各加 5 滴 0.1mol·L^{-1} $MgCl_2$ 溶液，在其中一支试管中再加入 5 滴饱和 NH_4Cl 溶液，然后在两支试管各加入 5 滴 2mol·L^{-1} $NH_3·H_2O$ 溶液，观察两支试管发生的现象，写出有关反应方程式并说明原因。

3. 缓冲溶液的配制和性质

（1）按说明书配制标准缓冲溶液（pH=6.86，4.00），并学习 pH 计的使用方法。

（2）在两个小烧杯中，各加入 30mL 蒸馏水，用 pH 试纸和 pH 计测定其 pH 值，再分别加入 5 滴 $1mol \cdot L^{-1}$ HCl 和 5 滴 $1mol \cdot L^{-1}$ NaOH 溶液，搅拌均匀，分别用 pH 试纸和 pH 计测定溶液的 pH 值。

（3）在一个烧杯中，加入 $1mol \cdot L^{-1}$ HAc 及 $1mol \cdot L^{-1}$ NaAc 溶液各 50mL（用量筒），玻璃棒搅匀，配制成 HAc-NaAc 缓冲溶液。用 pH 试纸和 pH 计分别测定溶液的 pH 值，并与计算值比较。

（4）取 3 个烧杯，各加入 30mL 该缓冲溶液，先用 pH 计分别测定在一个烧杯中加入 1 滴、10 滴 $1mol \cdot L^{-1}$ HCl 后各溶液的 pH 值，用同法测定在另一个烧杯中加入 1 滴、10 滴 $1mol \cdot L^{-1}$ NaOH 溶液后各溶液的 pH 值，在第三个烧杯中加入 1 滴、10 滴蒸馏水后各溶液的 pH 值，将测得结果与原来缓冲溶液的 pH 值比较，总结缓冲溶液的性质。

4. 盐类水解反应及其影响因素

（1）盐的水解与溶液的酸碱性

① 取 3 支小试管，分别加入 5 滴 $0.1mol \cdot L^{-1}$ NaCl、Na_2CO_3 及 $Al_2(SO_4)_3$ 溶液，用玻璃棒蘸取少许溶液在 pH 试纸上测定溶液的酸碱性。写出水解的离子方程式，并解释。

② 用 pH 试纸分别测定 $0.1mol \cdot L^{-1}$ Na_3PO_4、Na_2HPO_4、NaH_2PO_4 溶液的酸碱性，并说明原因。

（2）影响盐类水解反应的因素

① 温度　取两支试管，分别加入 5 滴 $1mol \cdot L^{-1}$ NaAc 溶液和 5 滴蒸馏水，并各加入 1 滴酚酞溶液，将其中一支试管用酒精灯（或水浴）加热，观察颜色变化，冷却后颜色又如何？解释原因。

② 酸度　将少量 $FeCl_3$、$SbCl_3$ 固体（火柴头大小即可）置于一个小试管中，加入 1mL 蒸馏水，有何现象产生？用 pH 试纸测定溶液的酸碱性。再向试管中加入几滴 $6mol \cdot L^{-1}$ HCl，观察沉淀是否溶解？最后将所得溶液再加入 2mL 蒸馏水稀释，又有什么变化？解释现象并写出有关反应方程式。

③ 相互水解　在 2 支试管中，分别加入 1mL $0.1mol \cdot L^{-1}$ Na_2CO_3 及 1mL $0.1mol \cdot L^{-1}$ $Al_2(SO_4)_3$ 溶液，先用 pH 试纸分别测定溶液的 pH 值，然后将二者混合，观察现象并写出有关反应的离子方程式。

5. 溶度积规则的应用

（1）沉淀的生成

① 取一支试管，加入 10 滴 $0.1mol \cdot L^{-1}$ $Pb(NO_3)_2$ 溶液，再缓慢加入 10 滴 $0.1mol \cdot L^{-1}$ KI 溶液，观察沉淀的生成和颜色。

② 取另一支试管，加入 10 滴 $0.001 mol \cdot L^{-1} Pb(NO_3)_2$ 溶液，再缓慢加入 10 滴 $0.001 mol \cdot L^{-1} KI$ 溶液，观察有无沉淀的生成？试以溶度积规则解释上述现象。

③ 试设计实验，比较 ZnS、CuS、MnS 几种硫化物难溶盐溶解度的大小。

（2）沉淀的溶解 在一支离心试管中，加入 5 滴 $0.1 mol \cdot L^{-1} AgNO_3$ 溶液和 2 滴 $0.1 mol \cdot L^{-1} NaCl$ 溶液混合，观察现象，离心沉降，弃去上层清液，向沉淀中滴加 $2 mol \cdot L^{-1} NH_3 \cdot H_2O$ 溶液，观察原有沉淀是否溶解？解释上述现象。

（3）分步沉淀 在离心试管中，加入 5 滴 $0.1 mol \cdot L^{-1} NaCl$ 和 2 滴 $0.1 mol \cdot L^{-1} K_2CrO_4$ 溶液，用蒸馏水稀释至 1mL，摇匀，逐滴加入 $0.1 mol \cdot L^{-1} AgNO_3$ 溶液，边加边振摇，当砖红色沉淀转化为白色沉淀转化较慢时，离心沉降，观察生成沉淀的颜色。再向清液中滴加 $0.1 mol \cdot L^{-1} AgNO_3$ 溶液，又有何现象？解释现象，写出相应方程式。

（4）沉淀的转化 在一支离心试管中，加入 5 滴 $0.1 mol \cdot L^{-1} AgNO_3$ 溶液和 2 滴 $0.1 mol \cdot L^{-1} NaCl$ 溶液混合，观察现象，离心沉降，弃去上层清液，向沉淀中滴加 $0.1 mol \cdot L^{-1} KI$ 溶液并搅拌，观察沉淀的颜色变化并写出有关反应方程式。

【注意事项】

1. 用 pH 试纸测定溶液的 pH 值时，不可将 pH 试纸投入待测溶液中测试。

2. 使用离心机时要注意保持平衡，转速调整不要过猛，停止时不要马上打开机盖。

3. 实验时要注意试剂用量，否则可能观察不到现象。

4. 注意固体、液体取用的正确操作，以免试剂弄混和交叉污染。

5. 试管加热时要注意管内液体体积不可过大，试管受热要均匀，试管口不要对人。

【思考题】

1. 为什么 NaH_2PO_4、Na_2HPO_4 溶液分别呈现弱酸性和弱碱性？

2. 使用酸度计应注意什么问题？

3. 如何配制 pH＝5.0 的缓冲溶液？

4. 同离子效应对弱电解质的解离度和难溶电解质的溶解度各有何影响？

5. 试根据所给试剂设计实验：AgCl 沉淀的制备和溶解，写出具体步骤及相应方程式。

实验三　药用氯化钠的精制

【实验目的】

1. 掌握药用氯化钠制备的原理和方法。

2. 练习称量、溶解、过滤、沉淀、蒸发浓缩等基本操作。

3. 熟悉定性检验有关杂质离子的基本操作。

【实验原理】

药用氯化钠是以粗盐为原料提纯而得的。粗盐中含有多种杂质,既有不溶性的杂质,如泥沙;还有可溶性杂质如 SO_4^{2-}、Ca^{2+}、Mg^{2+}、K^+ 等相应盐类。不溶性杂质,可用过滤的方法除去,而对于可溶性杂质,如 SO_4^{2-}、Ca^{2+}、Mg^{2+}、K^+ 等,则必须用化学方法处理才能除去。

常用的化学方法是先加入稍过量的 $BaCl_2$ 溶液将 SO_4^{2-} 转化为难溶的 $BaSO_4$ 沉淀通过过滤而除去:

$$Ba^{2+} + SO_4^{2-} \longrightarrow BaSO_4 \downarrow$$

再向该溶液中加入 $NaOH\text{-}Na_2CO_3$ 混合溶液,Ca^{2+}、Mg^{2+} 以及过量的 Ba^{2+} 也可分别生成相应的沉淀而除去:

$$Ca^{2+} + CO_3^{2-} \longrightarrow CaCO_3 \downarrow$$

$$2Mg^{2+} + 2OH^- + CO_3^{2-} \longrightarrow Mg_2(OH)_2CO_3 \downarrow$$

$$Ba^{2+} + CO_3^{2-} \longrightarrow BaCO_3 \downarrow$$

过滤后的溶液中,加 HCl 中和过量的混合碱并使之呈弱酸性,可除去上步引入的 OH^-、CO_3^{2-}:

$$H^+ + OH^- \longrightarrow H_2O$$

$$2H^+ + CO_3^{2-} \longrightarrow H_2O + CO_2 \uparrow$$

对于其中少量的 Br^-、I^-、K^+,由于其含量少,溶解度大,在最后的浓缩、结晶中仍留在母液中而与 NaCl 分离。

【仪器与试剂】

1. 仪器

试管、烧杯、量筒、蒸发皿、漏斗、布氏漏斗、抽滤瓶、酒精灯、电炉(或煤气灯)、石棉网、托盘天平。

2. 试剂

$HCl(2mol \cdot L^{-1})$,$H_2SO_4(0.5mol \cdot L^{-1})$,$HAc(3mol \cdot L^{-1})$,$H_2S$(饱和

溶液），NaOH（$0.1mol \cdot L^{-1}$、$6mol \cdot L^{-1}$），Na_2CO_3（饱和溶液），$BaCl_2$（25％、$0.1mol \cdot L^{-1}$），$(NH_4)_2C_2O_4$（饱和溶液），粗食盐，镁试剂。

【实验内容】

称取 25g 粗食盐置于 100mL 烧杯中，加入 50mL 水，加热搅拌，继续加水 25mL 左右，使粗食盐完全溶解，趁热过滤，用 2mL 热水洗涤滤渣，合并滤液。将滤液加热近沸，逐滴滴加 25％的 $BaCl_2$ 溶液，边加边搅拌，直至不再有沉淀生成为止（大约 5mL），取下稍静置，检验 SO_4^{2-} 是否沉淀完全（如何操作？）。待沉淀完全后，继续加热煮沸约 2min，过滤，弃去沉淀。

将所得滤液转移至另一干净烧杯中，滴加饱和 H_2S 溶液数滴，观察是否有沉淀生成，若无沉淀，不必再多加 H_2S 溶液。逐滴滴加混合碱溶液（NaOH 与 Na_2CO_3 混合液，$V : V = 1 : 1$），将溶液的 pH 值调至 10～11 左右，加热至沸，使反应完全，减压过滤，弃去沉淀。

将滤液移入蒸发皿中，用 $2mol \cdot L^{-1}$ 的 HCl 调 pH 值至 4～5，缓慢加热使滤液蒸发浓缩至稠糊状，停止搅拌，冷却至室温，用布氏漏斗抽滤。所得固体产品转移至蒸发皿中小火炒干，冷却至室温后称重，计算产率。

产品质量的检验：取原料粗盐和产品精盐各 1g，分别加入 10mL 蒸馏水溶解后分装于 3 支试管中，将其组成 3 组（每组分别有盛装粗盐和产品溶液的试管各一支）。第一组分别加入 2 滴 25％的 $BaCl_2$ 溶液，第二组分别加入 2 滴饱和草酸铵溶液，第三组先各加入 3～5 滴 $6mol \cdot L^{-1}$ NaOH 溶液，再加入 2 滴镁试剂，观察各试管中现象，比较原料粗盐和产品精盐的区别，判断产品杂质的存在情况。

【注意事项】

1. 蒸发浓缩 NaCl 产品溶液至稠糊状即可，不可蒸干。

2. 镁试剂（Magnesson Ⅰ）：对硝基苯偶氮间苯二酚，一种有机染料，属于吸附指示剂类。在酸性溶液中显黄色，在碱性溶液中呈红色或紫色，被 $Mg(OH)_2$ 沉淀吸附后呈天蓝色。结构式：

【思考题】

1. 除去 SO_4^{2-}、Mg^{2+}、Ca^{2+} 等离子的顺序是否能够倒置过来，为什么？

2. 为什么不能用重结晶法提纯 NaCl？

3. 最后的 NaCl 溶液为什么不能蒸干？

4. 是否可以用 $CaCl_2$ 代替 $BaCl_2$ 来除去粗食盐中的 SO_4^{2-}？

综合性实验

实验四　醋酸解离度和解离平衡常数的测定

【实验目的】

1. 测定醋酸溶液的解离度和解离平衡常数。

2. 学习使用 pH 计。

3. 掌握容量瓶、移液管、滴定管的基本操作。

【实验原理】

醋酸是弱电解质，在溶液中存在下列平衡：

$$HAc \rightleftharpoons H^+ + Ac^-$$

$$K_a^\ominus = \frac{[H^+][Ac^-]}{[HAc]} = \frac{c\alpha^2}{1-\alpha}$$

式中，$[H^+]$ $[Ac^-]$ $[HAc]$ 分别是 H^+、Ac^-、HAc 的相对平衡浓度；c 为醋酸的起始浓度；$K_a^\ominus$ 为醋酸的解离平衡常数。通过对已知浓度的醋酸 pH 值测定，按 $pH = -\lg[H^+]$ 换算成 $[H^+]$，根据解离度 $\alpha = \dfrac{[H^+]}{c}$，计算出解离度 α，再代入上式即可求得解离平衡常数 $K_a^\ominus$。

【仪器与试剂】

1. 仪器

移液管（25mL），吸量管（5mL），容量瓶（50mL），烧杯（50mL），锥形瓶（250mL），碱式滴定管，铁架，滴定管夹，吸气橡皮球，Delta320-SpH 计。

2. 试剂

HAc（约 $0.2mol \cdot L^{-1}$），标准缓冲溶液（$pH = 6.86$、$pH = 4.01$），酚酞指示剂，标准 NaOH 溶液（约 $0.2mol \cdot L^{-1}$）。

【实验内容】

1. 醋酸溶液浓度的标定

用移液管吸取 25mL 约 $0.2mol \cdot L^{-1} HAc$ 溶液，置于 250mL 锥形瓶中，加 2~3 滴酚酞指示剂。立即用标准氢氧化钠溶液滴定至溶液呈现微粉红色，30s 颜色不消失即为终点，记录所用氢氧化钠溶液的体积。重复滴定 3 次，从而求得 HAc 溶液的精确浓度（四位有效数字）。

2. 配制不同浓度的醋酸溶液

用移液管和吸量管分别取 25mL、5mL、2.5mL 醋酸溶液于三个 50mL 容量瓶中，用蒸馏水稀释至刻度，摇匀，并求出稀释后醋酸溶液（$c/2$，$c/10$，$c/20$）的精确浓度（四位有效数字）。

3. 测定醋酸溶液的 pH 值

量取四种浓度（c，$c/2$，$c/10$，$c/20$）的醋酸溶液 30～40mL，分别置于干洁的 50mL 烧杯中，由稀到浓分别用 pH 计测定它们的 pH 值（三位有效数字），并记录室温。

4. 计算解离度与解离平衡常数

根据四种醋酸溶液的浓度和 pH 值计算解离度与解离平衡常数。

【数据记录与结果处理】

1. 醋酸溶液浓度的标定

项　　目	1	2	3
标准 NaOH 溶液浓度/mol·L^{-1}			
所取 HAc 溶液的量/mL			
V(NaOH)的初读数/mL			
V(NaOH)的终读数/mL			
实验测定 HAc　　　　　测定值			
溶液的精确浓度/mol·L^{-1}　平均值			

2. 醋酸溶液的 pH 值测定及 $K_a^{\ominus}$、α 的计算　　　　$t=$_____℃

HAc 溶液编号	c(HAc)/mol·L^{-1}	pH	c(H$^+$)/mol·L^{-1}	α/%	$K_a^{\ominus}$ 测定值	平均值
1($c/20$)						
2($c/10$)						
3($c/2$)						
4(c)						

【预习要求及思考题】

1. 预习要求

（1）认真预习解离平衡常数与解离度的计算方法，以及影响弱酸解离平衡常数与解离度的因素。

（2）使用前应认真预习 Delta320-S pH 计的使用方法。

2. 思考题

（1）标定醋酸浓度时，可否用甲基橙作指示剂？为什么？

（2）当醋酸溶液浓度变小时，c(H$^+$)、α 如何变化？$K_a^{\ominus}$ 值是否随醋酸溶液浓度变化而变化？

（3）如果改变所测溶液的温度，解离度和解离常数有无变化？

实验五　氯化铅溶度积常数的测定

【实验目的】

1. 学习离子交换树脂的一般使用方法。

2. 熟悉用离子交换法测定难溶电解质溶度积的原理和方法。

3. 进一步训练酸碱滴定的基本操作。

【实验原理】

$PbCl_2$ 是难溶电解质。在过量 $PbCl_2$ 存在的饱和溶液中，存在如下平衡：

$$PbCl_2(s) \rightleftharpoons Pb^{2+}(aq) + 2Cl^-(aq)$$

其溶度积常数为　　　　　$K_{sp}^{\ominus} = [Pb^{2+}][Cl^-]^2$　　　　　　　　　(1)

一定体积的氯化铅饱和溶液缓慢流过聚乙烯苯磺酸 H^+ 型阳离子交换树脂，溶液中的 Pb^{2+} 将与树脂上的 H^+ 发生交换反应：

$$2R-SO_3H + PbCl_2 = (R-SO_3)_2Pb + 2HCl$$

根据交换反应的计量系数，交换前的氯化铅饱和溶液和交换洗涤后溶液中各离子的量的关系为：

$$n(HCl) = n(Cl^-) = 2n(PbCl_2) \qquad (2)$$

用已知浓度的 NaOH 标准溶液，滴定交换和洗涤后的盐酸溶液，根据 NaOH 的消耗量 V_{NaOH} 和式(2)，可以求得氯化铅的饱和溶液中 $PbCl_2$ 的浓度：

$$HCl + NaOH \longrightarrow NaCl + H_2O$$

$$c(NaOH)V(NaOH) = c(HCl)V(HCl) = 2c(PbCl_2)V(PbCl_2)$$

$$c_{PbCl_2} = \frac{c(NaOH)V(NaOH)}{2V(PbCl_2)}$$

根据式(1)，即可计算出氯化铅的溶度积常数 $K_{sp}^{\ominus}$：

$$K_{sp}^{\ominus} = [Pb^{2+}][Cl^-]^2 = c(PbCl_2)[2c(PbCl_2)]^2 = 4c^3 \text{（饱和 } PbCl_2\text{）}$$

【仪器与试剂】

1. 仪器

碱式滴定管，长玻璃棒，移液管。

2. 试剂

$HCl(0.1 mol \cdot L^{-1})$，$PbCl_2$ (A. R.)，NaOH 标准溶液 $(0.2 mol \cdot L^{-1})$，

溴百里酚蓝。

3. 其他

玻璃纤维，阳离子交换树脂，螺旋夹，pH 试纸，定量滤纸。

【实验内容】

1. 装柱

取洗净的碱式滴定管一支，柱内塞入 1cm 的玻璃纤维团，用玻璃棒捣实，将树脂带水转移并沉入已装有去离子水的滴定管中，不要使水面低于树脂层，"糊状"注入交换柱内高约 20～25cm，保持水层高出树脂约 1cm（树脂不能脱节，不能有气泡）。

2. 转型（Na^+ 型完全转变为 H^+ 型）

加 20mL 0.1mol·L^{-1} HCl 溶液于柱内，调节螺旋夹，控制交换流速为 40 滴/min，至液面离树脂层约 1cm 时，加蒸馏水洗涤交换柱，流速仍为 40 滴/min，至流出液与加入蒸馏水的 pH 值相同，停止洗涤（用 pH 试纸检测）。

（或用 0.1mol·L^{-1} HNO_3 浸泡阳离子交换树脂，约 24h。）

3. 饱和 $PbCl_2$ 溶液的制备（与装柱和转型操作同时进行）

用电子天平称取 1g $PbCl_2$（A.R.），以 70mL 煮沸了的蒸馏水溶解，充分搅动，使溶液达到沉淀溶解平衡，静置，过滤（注意用定量滤纸），弃去初滤液，收集滤液，并记录滤液温度 $t=?$。

4. 交换和洗涤

用移液管量取 25.00mL 滤液，注入已经转型的离子交换柱中，控制交换流速 20～25 滴/min。至液面离树脂层 0.5～1cm 时，用 45mL 蒸馏水分几次（5mL、10mL、10mL、20mL）洗涤离子交换树脂，直至流出液与加入蒸馏水的 pH 值相同。第一次蒸馏水洗涤时，滴速为 20～25d/min，后面几次洗涤滴速可以为 40d/min，流出液全部用锥形瓶承接。

5. 滴定

以溴百里酚蓝作指示剂（1～2 滴），用已知浓度的标准 NaOH 溶液滴定收集的交换洗涤液至终点（溶液由黄色转为蓝色 pH＝6.2～7.6），记录标准 NaOH 溶液的终点消耗体积。

【数据记录与结果处理】

根据 NaOH 标准溶液的浓度 $c(NaOH)$ 和滴定所消耗的体积 $V(NaOH)$，按测定原理中的计算方法，计算在测定温度下的氯化铅溶度积常数，并与参考值（298K，$K_{sp}^{\ominus}=1.6\times10^{-5}$）比较，计算测量误差。

$$相对误差 = \left|\frac{实验值-理论值}{理论值}\right| \times 100\%$$

【注意事项】

1. 树脂在交换前后一定要洗至中性。

2. 树脂始终要浸泡在溶液中，不能有气泡。

3. 溶解 $PbCl_2$ 的蒸馏水要煮沸并冷却至室温，充分溶解。

4. 交换及洗涤时，溶液的流出速度一定要控制好，不能过快。

5. 滴定时，一定要慢，注意终点，一旦过量，整个实验前功尽弃。

【思考题】

1. 该实验能否用阴离子交换树脂进行测定？为什么？

2. 为什么树脂在交换前后一定要洗至中性？

3. 制备饱和 $PbCl_2$ 溶液为什么煮沸的蒸馏水要搅拌、充分溶解并要冷却至室温？

4. 为什么要严格控制交换的流速？

5. 交换完毕后的洗涤液要不要弃去？为什么？

6. 漏斗、烧杯是否要干燥？为什么？

实验六　葡萄糖酸锌的制备

【实验目的】

掌握葡萄糖酸锌的制备原理和方法，了解锌盐含量的测定方法，了解热过滤的方法，练习减压过滤操作。

【实验原理】

葡萄糖酸锌的制备方法有多种，本实验采用葡萄糖酸钙与硫酸锌直接反应制取葡萄糖酸锌。葡萄糖酸钙与等摩尔的硫酸锌反应，生成葡萄糖酸锌和硫酸钙的沉淀。分离硫酸钙沉淀后，可制得葡萄糖酸锌。

采用配位滴定法测定产品中药物的含量，用 EDTA 标准溶液在 NH_3-NH_4Cl 弱碱性条件下滴定葡萄糖酸锌，根据所消耗滴定剂 EDTA 的量计算药物含量。

$$Ca(C_6H_{11}O_7)_2 + ZnSO_4 \longrightarrow Zn(C_6H_{11}O_7)_2 + CaSO_4 \downarrow$$

【仪器与试剂】

1. 仪器

恒温水浴，抽滤装置，酸式滴定管，移液管，蒸发皿，容量瓶（100mL），玻璃棒，量筒（20mL，100mL），烧杯（250mL），锥形瓶，温度计，电子天平，电炉。

2. 试剂

葡萄糖酸钙，$ZnSO_4 \cdot 7H_2O$，95％乙醇，EDTA 标准溶液（0.05mol·L^{-1}），NH_3-NH_4Cl 缓冲溶液（pH＝10 左右），铬黑 T 指示剂。

【实验步骤】

1. 葡萄糖酸锌的制备

量取 80mL 蒸馏水于 250mL 烧杯中，于恒温水浴加热至 80～90℃ 时加入 13.4g $ZnSO_4 \cdot 7H_2O$，搅拌使其溶解。然后将烧杯保持在 90℃ 水浴恒温，于不断搅拌下逐渐加入 20g 葡萄糖酸钙，保持恒温 20min。

用双层滤纸趁热抽滤，滤液移至蒸发皿中，于沸水浴上浓缩至黏稠状，冷至室温后加入 95％乙醇 20mL，并不断搅拌，此时有大量的胶状葡萄糖酸锌析出，静置后用倾泻法去除乙醇液。然后在胶状沉淀上再加 95％乙醇 20mL，将蒸发皿置于蒸汽浴上使胶状物溶解减少一部分，然后离开蒸汽浴，用玻璃棒搅拌至固体颗粒出现，沉淀慢慢转变成晶体状，抽滤得粗产品，称重并计算粗产率。粗品加水 20mL，90℃ 水浴加热溶解，趁热抽滤。滤液冷至室温后，加 20mL 95％乙醇，搅拌均匀，结晶完成后抽滤，于 50℃ 烘干，称量精制后的产品质量并计算产率。

2. 锌含量测定

准确称取 1.6g（准确至 0.0001g）自制的葡萄糖酸锌，溶解后转移至 100mL 容量瓶中定容，移取 25.00mL 溶液于 250mL 锥形瓶中，加 10mL NH_3-NH_4Cl 缓冲溶液、4 滴铬黑 T 指示剂，然后用 0.05mol·L^{-1} EDTA 标准溶液滴定，滴至溶液由红色刚好转变成蓝色为止，记录所用 EDTA 标准溶液的体积（mL），然后按下式计算样品中 Zn 的含量。

$$w = \frac{c_{\text{EDTA}}V(\text{EDTA}) \times 65 \times 4}{W_s \times 1000} \times 100\%$$

式中　W_s——称取样品的质量，g。

【注意事项】

倾泻法是尽量将沉淀保留于烧杯底部，待溶液澄清后，只将澄清液倒出。通常用于所得沉淀的结晶较大或密度较大，静置后易沉降的固、液间分离。

【数据记录与结果处理】

1. 葡萄糖酸锌的制备

计 算 内 容	计 算 结 果
理论产品质量/g	
粗产品质量/g	
粗品产率	
精制产品质量/g	
精制产品产率	

2. 葡萄糖酸锌中锌含量的测定

实 验 编 号	1	2	3
称取葡萄糖酸锌的质量/g			
V(葡萄糖酸锌溶液)/mL			
$V_{始}$(EDTA)/mL			
$V_{终}$(EDTA)/mL			
ΔV(EDTA)/mL			
$V_{平均}$(EDTA)/mL			
w/%			

【思考题】

1. 在沉淀与结晶葡萄糖酸锌时，都加入 95% 乙醇，其作用是什么？

2. 在葡萄糖酸锌的制备中，为什么必须在热水浴中进行？

第四章　有机化学实验

经典性实验

实验一　有机化合物的熔点测定

【实验目的】

1. 掌握测定有机化合物熔点的原理。
2. 熟悉测定有机化合物熔点的方法。
3. 了解测定熔点对鉴定有机化合物的意义。

【实验原理】

熔点是在一个大气压（760mmHg，101.325kPa）下固体化合物固相与液相平衡时的温度。这时固相和液相的蒸气压相等。每种纯固体有机化合物，一般都有一个相对固定的熔点。在一定压力下加热纯净的有机化合物固体样品时，当固体样品表面开始湿润、收缩、塌落并有液相产生时的温度 t_1 称为始（初）熔点，继续加热样品至固体完全消失时的温度 t_2 称为全熔点。样品的全熔点和始熔点的差值 $\Delta t = t_2 - t_1$ 称为熔距（或称熔程）。一般纯净的有机化合物的熔距温度在 $0.5 \sim 1℃$（A.R.），化学纯（C.P.）的试剂其熔距在 $2 \sim 3℃$。所以，熔点是鉴定固体有机化合物的重要物理常数，也是化合物纯度的判断标准。当化合物中混有杂质时，其熔点会降低，且熔距也会增大。要想精确测定熔点，在接近熔点时，加热速度一定要慢。一般每分钟温度升高不能超过 $1 \sim 2℃$。只有这样，才能使熔化过程近似接近于相平衡条件。

纯物质的熔点和凝固点是一致的。当加热纯固体化合物时，在一段时间内温度上升，固体不熔。当固体熔化时，温度不会上升，直至所有固体都转变为液体，温度才会上升。见图4-1。

【仪器与试剂】

1. 仪器

提勒（Thiele）管（又称 b 型管），带孔软木塞，200℃温度计，表面皿，长玻璃管，毛细管，铁架台。

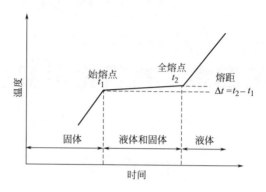

图 4-1　相随着时间和温度的变化

2. 试剂

液体石蜡，苯甲酸，尿素。

【实验内容】

首先把试样装入熔点管中。将 0.1～0.2g 干燥的粉末状试样在表面皿上堆成小堆，将 2～3 根一端已封口的毛细管的开口端插入试样中，装取少量粉末。然后把毛细管开口竖立起来，在桌面上顿几下（毛细管的下落方向必须与桌面垂直，否则毛细管极易折断），使样品掉入管底。这样重复取样品几次。最后将毛细管开口朝上从一根长约 40～50cm 高的玻璃管中掉到表面皿上，多重复几次，使样品粉末紧密堆集在毛细管底部。为使测定结果准确，样品一定要研得极细，填充要均匀且紧密。毛细管中样品高度为 2～3mm，一个试样最好同时装三根毛细管，以备测定时用。

将载热体液体石蜡装入提勒（Thiele）管中，装入量以液态石蜡液面刚好没过提勒管侧管上口为最佳。将提勒管固定在铁架台上，把装好样品的毛细管用乳胶圈与温度计捆好贴实（注意胶圈不要浸入浴液中），用有缺口的木塞作支撑套入温度计放到提勒管中，并使水银球处在提勒管的两叉口之间。

在装置图所示位置加热。载热体被加热后在管内呈对流循环，使温度变化比较均匀，见图 4-2。

在测定已知熔点的样品时，可先以较快速度（5～6℃/min）加热，在距离熔点 10～15℃时，应以 1～2℃/min 的速度加热，直到测出熔程。在测定未知熔点的样品时，应先粗测熔点范围，再用上述方法细测。测定时，应观察和记录样品开始塌落并有液相产生时（始熔）和固体完全消失时（全熔）的温度读数，所得数据即为该物质的熔距。还要观察和记录在加热过程中是否有萎缩、变色、发泡、升华及炭化等现象，以供分析参考。

熔点测定至少要有两次重复数据，但不能将已测过的毛细管冷却使其中的

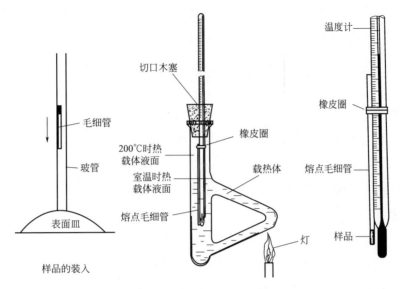

图 4-2　毛细管法测定熔点的装置

样品固化后再作第二次测定。因为有时某些物质在熔化过程中会产生部分分解，有些物质在熔化后重新固化会转变成具有不同熔点的其他结晶形式。因此，每个样品熔点测定的重复数据需采用数根装有同种样品的毛细管分别测定。测定已知物熔点时，要测定两次，两次测定误差不能大于±1℃。

　　测定未知物时，要测三次，一次粗测，两次精测，两次精测的误差也不能大于±1℃。每次测定后需等待热浴液的温度下降 20～30℃后再更换新毛细管测定重复数据。

　　熔点测好后，待提勒管中的热浴液及温度计冷却后方可将热浴液倒入回收瓶中，并用废纸擦去粘在温度计上的浴液，再将温度计清洗干净。

　　实验数据按下表记录（也可另行设计）。

编　号	样品 A			样品 B		
	初熔/℃	全熔/℃	熔距/℃	初熔/℃	全熔/℃	熔距/℃
1(粗)						
2(精)						
3(精)						
平均值						

　　在较精密的熔点测定中，必须按规定对温度计进行校正。

【思考题】

　　1. 在测定熔点时，若出现以下情况对测定的熔点将有什么影响？为什么？
①加热速度过快；②样品装填不紧密；③熔点管不干净。

2. 在实验中，分别测得样品 A、样品 B 的熔点均为 120℃，若将两者等量混合后测得的熔点则为 90～100℃，这是为什么？

实验二　有机化合物的沸点测定

【实验目的】

1. 掌握测定有机化合物沸点的原理。

2. 熟悉测定有机化合物沸点的方法。

3. 了解测定沸点对鉴定有机化合物的意义。

【实验原理】

由于分子运动，液体分子有从表面逸出的倾向。这种倾向常随温度的升高而增大。即液体在一定温度下具有一定的蒸气压，液体的蒸气压随温度升高而增大，而与体系中存在的液体及蒸气的绝对量无关。

从图 4-3 可看出，将液体加热时，其蒸气压随温度升高而不断增大。当液体的蒸气压增大至与外界施加给液面的总压力（通常是大气压力）相等时，就有大量气泡不断地从液体内部逸出，即液体沸腾。这时的温度称为该液体的沸点，显然液体的沸点与外界压力有关。外界压力不同，同一液体的沸点会发生变化。不过通常所说的沸点是指外界压力为一个大气压时的液体沸腾温度。在一定压力下，纯的液体有机物具有固定的沸点。但当液体不纯时，则沸点有一个温度稳定范围，常称为沸程，见图 4-3。

【仪器与试剂】

1. 仪器

提勒（Thiele）管（又称 b 型管），带孔软木塞，200℃温度计，表面皿，沸点管，毛细管。

2. 试剂

液体石蜡，丙酮。

【实验内容】

一般用于测定沸点的方法有两种。

（1）常量法　　即用蒸馏法来测定液体的沸点。

（2）微量法　　即利用沸点测定管来测定液体的沸点。沸点测定管由内管（长 4～5cm，内径 1mm 的毛细管）和外管（长 7～8cm，内径 4～5mm，即沸点管）两部分组成。内外管均为一端封闭的耐热玻璃管，见图 4-4。

测定方法：向外管中加入 3～5 滴被测液体，把内管（毛细管）口朝下插入液体中。装好温度计，置于浴液中缓慢加热（浴液与 b 型管测熔点的相似）。随着温度升高，管内的气体分子动能增大，表现出蒸气压的增大。随着不断加热，液体分子的汽化增快，可以看到内管中有小气泡冒出。当温度达到比沸点稍高时就有一连串的气泡快速逸出，此时停止加热，使浴温自行下降。随着温度的下降，气泡逸出的速度渐渐减慢。在气泡不再冒出而液体刚刚要进入内管的瞬间（毛细管内蒸气压与外界相等时），此时的温度即为该液体的沸点。重复操作几次，误差应小于±1℃，取其平均值即为测定样品的沸点。在重复操作过程中，若被测液体的量因蒸发而减少，应适当补加。

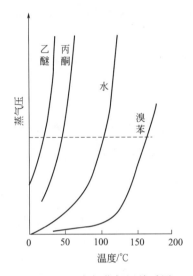

图 4-3　温度与蒸气压关系图

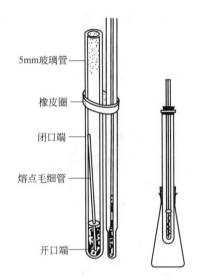

图 4-4　微量法测定沸点装置

【思考题】

毛细管法测定沸点过程中，当内管中有小气泡冒出后，为什么要等到有连续气泡快速逸出后才能停止加热进行观察？

实验三　有机化合物元素定性分析

【实验目的】

1. 掌握有机化合物元素测定的主要方法和意义。

2. 熟悉钠熔法操作及钠熔法在分解有机化合物样品中的作用。

【实验原理】

元素定性分析对于鉴定未知物是一个很重要的步骤。由分析结果可以知道样品分子中含有哪些元素？能够为进一步进行官能团分类试验省去一些不必要的工作。例如，一个化合物若不含硫，那么就不必去做含硫官能团的定性检验。有机化合物都含有碳，绝大多数含有氢，所以一般不要鉴定碳、氢两种元素。氧元素虽然至今还没有找到简便和满意的测试方法，但通过溶解度试验和官能团鉴定，可知道其是否存在。因此元素定性分析通常主要是分析氮、硫和卤素。在遇到元素有机化合物时，还要鉴定其他金属或非金属元素，例如，磷、汞、硅和硼等。

在有机化合物分子中，原子之间多数以共价键结合，与鉴定试剂不能直接发生离子反应。但如将样品分解转变成相应的无机离子，再利用无机定性方法，即可进行鉴定。分解样品最常用的方法是钠熔法。操作时将有机物与金属钠混合，小心地加热使其共熔，有机物将迅速被钠分解，结果有机物中的氮、硫、卤素和磷等元素转变为下列可溶于水的无机物，再逐一加以分析鉴定。

$$\begin{bmatrix} 有机物 \\ C、H、O、N \\ S、X、P \end{bmatrix} \xrightarrow[\text{熔融}]{Na} NaCN、Na_2S、NaCNS、NaX、NaOH、Na_3PO_4$$

【药品与试剂】

固体混合样品（要求含 C、H、O、N、S、X、P 等元素），金属钠，蒸馏水，醋酸（10%），醋酸铅试纸，广泛 pH 试纸，亚硝基铁氰化钠（0.5%），$FeSO_4$（5%或固体），盐酸（10%），$FeCl_3$ 溶液（1%），硝酸（10%），浓硝酸，硝酸银（0.5%），钼酸铵（2.5%）。

【实验内容】

1. 样品的钠熔

将干燥的小试管（50mm×8mm）用木质试管夹垂直夹紧。先加入一块黄豆大小的金属钠[1]，用小火加热试管底部，待钠蒸气上升到试管高度的 1/3 处，移去火焰，立即把少许未知样品[2]（约与金属钠等量）垂直投入管内，使样品与金属钠直接接触，而不黏附在管壁上。这时有机物被钠迅速分解，继续慢慢地加热试管[3]，直至管中物质固化。然后剧烈地加热试管。并保持炽热状态 2min（此时，管中样品发生明显的炭化或膨化），将炽热的试管趁热迅速浸入一只盛有 15mL 蒸馏水的 50mL 烧杯中[4]，炽热的试管骤遇冷水后随即崩碎，此时水和过剩的钠剧烈反应。当作用停止时，用玻璃棒捣碎块状物，将烧杯中的钠盐水溶液连同试管残渣加热煮沸，过滤溶液。滤渣用少量蒸馏水洗涤两次。滤液和洗涤液共约 20mL，应为无色透明的碱性溶液[5]，称此溶液为钠熔溶液，留作下列元素鉴定试验。

2. 硫元素的鉴定

（1）硫化铅法　取 1mL 钠熔溶液，加 1mL 10%醋酸酸化，将一块湿润的醋酸铅试纸插入试管口，煮沸，若试纸上有棕黑色斑迹，则表明样品中含有硫[6]。

（2）亚硝基铁氰化钠法 取 1mL 钠熔溶液，加入 2 滴新配制的 0.5％亚硝基铁氰化钠{Na$_2$[Fe(CN)$_5$NO]}溶液。若显深紫红色证明样品中含有硫[7]。

3. 氮元素的鉴定（普鲁士蓝法）

在 1mL 钠熔溶液中，加入 2 滴新配制的 5％硫酸亚铁溶液（或 2～3 颗 FeSO$_4$ 晶体），将此溶液煮沸半分钟。趁热将此溶液用 10％盐酸酸化，直至溶液中的沉淀[8]刚好溶解为止，再加 2～3 滴 5％三氯化铁溶液。这时若生成深蓝色沉淀（此即普鲁士蓝沉淀），说明样品中含有氮[9]。如果溶液为蓝或绿色[10]，过滤后在滤纸上留有蓝色，也视为正反应。

4. 卤素的鉴定

取 1mL 钠熔溶液，用 10％硝酸酸化后（用广泛 pH 试纸测试），煮沸 2～3min，以除去可能干扰鉴定的硫化氢和氢氰酸[11]。冷却，加入 3 滴 0.5％硝酸银溶液。如有白色或黄白色沉淀，表示样品中含有卤素。

5. 磷元素的鉴定

取 1mL 钠熔溶液，加入 1mL 浓硝酸，煮沸 1min，再加 5～10 滴 2.5％钼酸铵水溶液，将此混合液置于沸水浴中加热数分钟，若有黄色沉淀[12]产生，表明含有磷。

【注释】

[1] 用镊子从盛有金属钠的瓶中取出一块金属钠，表面的石蜡油用滤纸吸干，用刀切除表面氧化层，取银灰色部分，切成豆粒大小供试验用。切下来的外皮和多余的钠，须放回原瓶，绝对不可丢在水槽或废液缸内，以免发生意外。

[2] 样品用量：固体约 10mg（或样品体积与所用的金属钠大小相当），液体 2～3 滴，约 10μL。做练习实验时，最好用同时含氮、硫和卤素的试样。如果用几种化合物来凑齐这些元素，应将它们事先混合均匀或互相溶解，在钠熔时一次加入。

[3] 许多多卤化物和多硝基化合物钠熔时，可能发生爆炸，所以操作时应戴上防护眼镜，或安放安全屏，试管口不可对人，以保证安全。

[4] 也可将红热的试管冷却后，加入 1mL 乙醇使过量金属钠分解。待反应平静后，缓缓加热至沸，蒸除乙醇，再继续加热至暗红色。但是，如果加入试样后试管出现裂痕，则不能加乙醇分解剩余的金属钠。

[5] 如滤液带有颜色或浑浊，很可能是样品没有分解完全。这样的滤液会影响元素鉴定，应该弃去，用新的样品和金属钠重做。

[6] 反应式：

$$Na_2S + 2HAc \longrightarrow H_2S\uparrow + 2NaAc$$

$$H_2S + Pb(Ac)_2 \longrightarrow PbS\downarrow + 2HAc$$

[7] 反应式：$Na_2S + Na_2[Fe(CN)_5NO] \longrightarrow Na_4[Fe(CN)_5NOS]$

[8] 在碱性溶液中，亚铁离子易被空气氧化成三价铁，形成氢氧化铁沉淀，若试样中含有硫元素，会有黑色的硫化铁沉淀析出，这些沉淀与普鲁士蓝混在一起，会影响对颜色的观察。加入盐酸酸化的目的是溶解这些对氰离子检出有干扰的沉淀。

[9] 反应式：

$$2NaCN + FeSO_4 \longrightarrow Fe(CN)_2 + Na_2SO_4$$

$$Fe(CN)_2 + 4NaCN \longrightarrow Na_4[Fe(CN)_6]$$

$$3Na_4[Fe(CN)_6] + 4FeCl_3 \longrightarrow Fe_4[Fe(CN)_6]_3\downarrow + 12NaCl$$

[10] 本实验有时没有沉淀，只得到蓝色或绿色的溶液（弱正性）。除本来含氮太少的原因外，可能由于样品在钠熔时分解不完全或样品用量超过金属钠量所致。遇到这种情况可重新钠熔样品再做一次鉴定。脂肪族偶氮化合物及芳香族重氮化合物，在加热时，其氮素以氮气的形式逸出；一些氢化偶氮化合物，氨基化合物，则转变为氨逸出；有时钠熔中生成的氰化物也可能被进一步还原成氨。因此，反应中有时检不出 CN^-。某些含碳较少的含氮样品，有时也呈弱正性现象，遇到这种情况，可在样品中加入少许葡萄糖或蔗糖再钠熔，这将有利于氰离子的生成。

[11] 滤液中硫化物与氰化物若不先除尽，会干扰卤素的鉴定，因为：

$$2Ag^+ + S^{2-} \longrightarrow Ag_2S\downarrow（灰黑色）$$

$$Ag^+ + CN^- \longrightarrow AgCN\downarrow（白色）$$

由于酸化加热过程中有可能逸出极毒气体氰化氢和硫化氢，故应在通风橱中煮沸。也可将滴有氢氧化钠溶液的滤纸片和湿润的醋酸铅试纸盖在试管口上，然后煮沸，从试管中逸出的有毒气体，可被氢氧化钠和醋酸铅部分吸收除去。

[12] 生成杂多酸盐黄色沉淀 $(NH_4)_3[P(Mo_3O_{10})_4]$。

【思考题】

已知混合样品中含有氮元素，但在普鲁士蓝试验中却呈负性结果，可能的原因是什么？

实验四　醇、酚的化学性质

【实验目的】

进一步认识醇类的一般性质，并比较醇和酚之间化学性质上的差异，认识羟基和烃基之间的相互影响。

【药品与试剂】

2mL 新配制的卢卡斯（Lucas）试剂，乙醇，正丁醇，仲丁醇，叔丁醇，金属钠，高锰酸钾溶液（0.5%），碳酸钠溶液（5%），重铬酸钠溶液（5%），浓硫酸，硫酸铜溶液（5%），氢氧化钠溶液（5%、10%），高碘酸溶液（5%），饱和亚硫酸氢钠溶液，希夫（Schiff）试剂，高碘酸-硝酸银试剂，甘油溶液（10%），乙二醇溶液（10%），葡萄糖溶液（10%），乙醇溶液（10%），饱和溴水，苯酚，水杨酸，三氯化铁溶液（1%），间苯二酚，乙酰乙酸乙酯，硫酸（10%），对苯二酚，碳酸氢钠溶液（10%），饱和重铬酸钠溶液。

【实验内容】

1. 卢卡斯试验

取 5 滴样品放在干燥试管中，再加入 2mL 新配制的卢卡斯试剂[1]，用塞子将管口塞住，充分振摇后，室温静置，观察溶液变成浑浊和分层所需要的时间[2]。将无浑浊出现的试管置于 50℃ 的水浴加热，记下浑浊出现的时间。

样品：正丁醇、仲丁醇、叔丁醇。

2. 活性氢试验

取 10 滴无水样品放在干燥试管中，加入 1 小粒切好的金属钠，观察有无气体发生？不断振摇数分钟，观察有无固体或凝胶状物析出？

样品：乙醇。

3. 醇的氧化

（1）在试管中加入 5 滴 0.5% 高锰酸钾溶液和 5 滴 5% 碳酸钠溶液，再加入 5 滴液体样品，充分振摇试管，观察溶液颜色有何变化。

（2）在试管中加入 10 滴 5% 重铬酸钠溶液和 4 滴浓硫酸，再加入 5 滴液体样品，充分振摇试管，观察溶液颜色有何变化。

样品：正丁醇、仲丁醇、叔丁醇、乙醇。

4. 多元醇的特性

（1）邻二醇与氢氧化铜的作用

在试管中加入 3 滴 5% 硫酸铜溶液和 6 滴 5% 氢氧化钠溶液，有何现象发生？然后在试管中加入 5 滴液体样品，振摇试管，观察有何现象产生。

（2）邻二醇与高碘酸的作用

① 在试管中加入 3 滴样品，再加入 3 滴 5% 高碘酸溶液，将混合物静置 5min，加入 3~4 滴饱和亚硫酸氢钠溶液以还原过量的高碘酸。最后，再加入 1

滴希夫（Schiff）试剂[3]，将混合物静置数分钟后，观察混合液的颜色变化。

② 在小试管中加入 1 滴样品和 1 滴高碘酸-硝酸银试剂[4]，观察溶液中的现象。

样品：10％甘油溶液、10％乙二醇溶液、10％葡萄糖溶液、10％乙醇溶液。

5. 溴水作用

将 20mg 样品加到 1mL 水中[5]滴加饱和溴水，溴水不断褪色，观察有否沉淀析出？

样品：苯酚、水杨酸。

6. 三氯化铁试验

将 20mg 样品溶于 2mL 水中（若不溶解，再加 2 滴乙醇）、加入 1 滴 1％三氯化铁溶液，观察并记录其现象[6]。

样品：苯酚、间苯二酚、水杨酸、乙酰乙酸乙酯。

7. 酚羟基的酸性反应

（1）在试管中加入 40mg 样品，然后滴加 5％氢氧化钠溶液，使其溶解[7]。将溶液分为两份，一份加 10％硫酸使呈酸性，观察有何现象？另一份通入二氧化碳，观察有无沉淀生成。

（2）在两支试管中分别加入 40mg 样品，在一支试管中加入 1mL10％氢氧化钠溶液，另一支试管中加入 1mL10％碳酸氢钠溶液，振摇两支试管，观察溶解情况。

样品：对苯二酚、苯酚。

8. 酚的氧化

在试管中加入 20mg 样品和 5 滴水，加热使其溶解。稍冷后加入 1 滴浓硫酸，边摇动边沿管壁滴加 5 滴饱和重铬酸钠溶液，静置数分钟，观察有无晶体生成[8]。

样品：对苯二酚、苯酚。

【注释】

［1］卢卡斯试剂的配制：将 170g 无水氯化锌在蒸发皿中强热熔融，稍冷后慢慢倒入 115mL 浓盐酸中，边加边搅拌，并将容器置于冰水浴中冷却，防止氯化氢气体逸出。此试剂一般是临用时配制。

［2］本试验可检查羟基是否存在，提供醇的分类信息但只适用于水溶性的醇。例如 6 个碳原子以下的一元醇及多元醇。叔醇常在瞬间内发生反应，形成不溶于试剂的卤代烷，使反应液呈浑浊状。大多仲醇在 5～10min 内反应，伯醇需要较长的时间或不发生反应。

〔3〕希夫（Schiff）试剂的配制：将 0.5g 碱性品红（basicfucksin）溶于 100mL 热蒸馏水中，使之充分溶解，待溶液冷却至 50℃时过滤，再冷却到 25℃时加入 1mol 盐酸（HCl）10mL 和 1g 亚硫酸氢钠（NaHSO₃）或 1.5g 偏重亚硫酸钠（Na₂S₂O₅），放置暗处，静置 24h 后，加 0.25～0.5g 活性炭摇荡 1min，过滤，溶液呈无色，装入棕色瓶中塞紧瓶塞，保存在冰箱内（0～4℃），用前预先取出，使之恢复至室温后再用。如溶液呈粉红色就不能用，须重配，一般配完 2 天之内使用。

〔4〕高碘酸-硝酸银试剂的配制：将 50mL2％高碘酸钾溶液与 4mL 浓硝酸和 4mL10％硝酸银溶液混合，摇匀。如果有沉淀析出，应过滤取透明溶液。

〔5〕在水中的溴化速率比四氯化碳快得多，酚羟基邻对位上的氢都能被溴取代。

〔6〕大多数酚类、烯醇类能与三氯化铁反应，生成紫色到绿色的配合物。颜色的变化不仅取决于化合物本身的性质，而且也决定于溶剂、浓度以及观察的时间。若与三氯化铁不反应，需进一步用溴水等试验，才能下肯定或否定的结论。

〔7〕当酚氧负离子具有高度共轭体系时，常常有颜色。

〔8〕若是对苯二酚氧化在液面处应出现黄色对苯醌晶体。但氧化不完全时，则生成醌与氢醌的分子化合物，为暗绿色固体。

【思考题】

1. 你认为使卢卡斯试验现象明显的关键在哪里？对于六个碳以上的伯醇、仲醇、叔醇是否都能用卢卡斯试验进行鉴别？

2. 与氢氧化铜反应产生绛蓝色是邻羟基多元醇的特征反应，此外，还有什么试剂能起类似的鉴别作用？

实验五　糖类的化学性质

【实验目的】

验证和巩固糖类物质的主要的化学性质，熟悉糖类物质的某些鉴定方法。

【药品与试剂】

葡萄糖水溶液（5％），蔗糖水溶液（5％），淀粉水溶液（5％），果糖水溶液（5％），麦芽糖水溶液（5％），α-萘酚的乙醇溶液（10％），浓硫酸，间苯二酚－盐酸溶液，托伦试剂，本尼迪特试剂，苯肼盐酸盐溶液（10％），醋酸钠溶液（5％），淀粉溶液（2％），碘液（0.1％）。

【实验内容】

1. 莫利希（Molish）试验

在试管中放入 0.5mL 5％糖水溶液，加 2 滴 10％ α-萘酚的乙醇溶液，摇匀。把试管倾斜 45°，沿管壁缓缓加入 1mL 浓硫酸，切勿摇动，使糖溶液浮在酸的上面而不相混合，观察两液层交界处的颜色[1]。

样品：葡萄糖、蔗糖和淀粉水溶液，浓度均为 5％。

2. 西里瓦洛夫（Seliwanoff）试验

在试管中放入 1mL 间苯二酚-盐酸溶液[2]，加入 2 滴 5％糖水溶液，混匀，置沸水浴中加热 1～2min 后，观察并记录颜色变化。继续加热 20min 后再观察现象[3]，说明原因。

样品：5％葡萄糖、蔗糖、果糖和麦芽糖水溶液。

3. 托伦试验

在洗净的试管中放置 1mL 托伦（Tollen）试剂，加入 0.5mL 5％糖水溶液，振荡后静置片刻，或在 60～80℃水浴中温热，观察反应现象。

样品：5％葡萄糖、蔗糖、果糖和麦芽糖水溶液。

4. 本尼迪特试验

在洁净的试管中放置 1mL5％糖水溶液，加 1mL 本尼迪特试剂，振摇。然后将试管置于沸水浴中加热 3min。冷却，观察有无沉淀生成。

样品：5％葡萄糖、蔗糖、果糖和麦芽糖水溶液。

5. 糖脎的形成

在试管中加入 1mL5％糖水溶液，再加入 0.5mL10％苯肼盐酸盐溶液[4]和 0.5mL5％醋酸钠溶液，把混合物置于沸水浴中加热，时而摇荡试管，注意记录试管中出现黄色糖脎结晶的时间[5]。若 30min 后仍无结晶析出，取出试管，放冷后再观察（双糖的脎溶于热水中，直到溶液冷却后才析出结晶）。用 80～100 倍的低倍显微镜观察脎的特殊结晶形状，与已知的糖脎晶形作比较，并把它们的晶形绘出来。

样品：5％葡萄糖、果糖、蔗糖、麦芽糖、乳糖水溶液。

6. 淀粉与碘的作用

取一支试管加入 10 滴 2％淀粉溶液和 1 滴 0.1％碘液，观察呈现的颜色。然后将试管放入沸水浴中加热 5～10min 观察有何现象。取出试管，放置冷却，又有什么变化。为什么？

【注释】

[1] 所有的糖类都能与莫利希（α-萘酚-浓硫酸）试剂反应，多糖和低聚糖

在酸性条件下可部分水解为单糖，单糖在浓硫酸作用下脱水首先生成糠醛或经甲基糠醛等衍生物，然后再与两分子 α-萘酚反应，生成紫色缩合物：

紫色缩合物

　　此反应很灵敏，在试验时因操作不慎使滤纸碎片落入试管，也会得到正性结果。某些化合物（如甲酸、丙酮、乳酸和草酸等）都呈正性结果。因此，正性结果不一定都是糖，但负性结果则肯定试样不是糖。

　　［2］间苯二酚-盐酸溶液的配制：取 0.01g 间苯二酚溶于 10mL 浓盐酸和 10mL 水中，混合均匀即成。

　　［3］Seliwanoff 试验是鉴定酮糖的特殊反应。在 Seliwanoff 试剂中，酮糖与盐酸共热变成糠醛衍生物比醛糖要快 15～20 倍。糠醛衍生物与间苯二酚形成鲜红色的缩合物。但是，若加热时间过长，葡萄糖、麦芽糖、蔗糖也可能呈正性结果。其中蔗糖因酸性水解出果糖和葡萄糖，故显色时间比其他醛糖要早。

　　［4］苯肼试剂的配制：取苯肼盐酸盐 20g，加水 200mL，微热溶解，再加入活性炭 1g 脱色，过滤后贮存于棕色瓶中。

　　［5］各种糖脎的颜色、熔点、分解温度、糖脎析出的时间和比旋光度如下：

糖的名称	比旋光度 $[\alpha]_D^{20}$	析出糖脎时间 /min	糖脎颜色	糖脎的熔点(或分解温度) /℃
果糖	$-92°$	2	深黄色	205
葡萄糖	$+53°$	4～5	深黄色	205
麦芽糖	$+136°$	冷后析出	深黄色	206
乳糖	$+55°$	冷后析出	深黄色	200
蔗糖	$+66.5°$	30(转化生成)	黄色	205
木糖	$+18.7°$	7	橙黄色	163
半乳糖	$+80.2°$	15～19	橙黄色	201

【思考题】

　　1. 在糖类的还原性试验中，蔗糖与 Benedict（本尼迪特）试剂或 Tollen（托伦）试剂长时间加热时，有时也能得到正性结果。怎样解释此现象？

　　2. 糖类物质有哪些特性？糖分子中的羟基、羰基与醇分子中的羟基和与醛酮分子中的羰基有何联系与区别？

综合性实验

实验六　乙酰水杨酸（阿司匹林）的制备

【实验目的】

学习乙酰水杨酸（阿司匹林）的制备原理、方法，掌握混合试剂重结晶的技术，了解乙酰水杨酸的应用价值。

【实验原理】

早在 18 世纪，人们就从柳树中提取了水杨酸（邻羟基苯甲酸），并发现它具有解热镇痛和消炎作用，可用于治疗风湿病和关节炎等症状。但水杨酸刺激口腔及胃肠道黏膜，故将其进行化学修饰制备成乙酰水杨酸即阿司匹林使用，它具有与水杨酸同样的药效，且刺激性较小。近年来，科学家还新发现阿司匹林具有预防心脑血管疾病的作用，因而得到高度重视。

水杨酸是一种具有双官能团的化合物，其羧基和羟基能够发生酯化，还可以形成分子内氢键，阻碍酰化和酯化反应的发生，致使反应需加热到 150～160℃才能进行。若加入少量的浓硫酸或吡啶等来破坏氢键，则反应可降到 60～80℃进行，同时还可减少副产物的生成。

本实验以浓硫酸为催化剂，使水杨酸与乙酸酐（醋酸酐）在 75℃左右发生酰化反应制备乙酰水杨酸。

$$\text{（结构式）} \xrightarrow[\triangle]{H_2SO_4} \text{（结构式）} + CH_3COOH$$

【药品与试剂】

水杨酸，乙酸酐，浓硫酸，三氯化铁（1%），乙醇（95%），1∶1（体积比）醋酸-水。

【实验内容】

1. 常量合成

（1）合成　将 2g（14mmol）干燥的水杨酸和 5mL（53mmol）新蒸的乙酸酐[1]依次放入 100mL 锥形瓶中，加入 3～5 滴浓硫酸，充分振摇后，将混合物在 80～90℃水浴中加热，并经常摇动，直至固体溶解，保持瓶内温度在 70℃左右[2]，均摇维持 10～20min 使反应完全。取出三角瓶让液体冷却（一定缓慢自然冷却）[3]，开始析出结晶（如未见结晶，可摩擦瓶壁促使结晶形成）。当反应物呈糊状时，在不断搅拌下加入 50mL 冷水分解过量乙酸酐，使结晶进一步析出（乙酰水杨酸在水中溶解度小），将混合物置冰水浴中冷却，使结晶析出完全。抽滤，将乙酰水杨酸从反应物中分离出来，并用少量冷水洗涤结晶[4]，尽量抽干水分，放置在空气中简单干燥或在红外灯下烘干。产率约80%，熔点134～136℃。

从中取少许粗产品供三氯化铁溶液检验。

（2）重结晶　粗产品可用乙醇-水或醋酸－水混合溶剂重结晶，本实验中建议采用醋酸-水混合溶剂。将粗产品放入小烧杯中置于水浴中（60～80℃），滴加醋酸-水混合溶剂（体积比1∶1，适量，小于5mL）刚好溶解[5]，趁热滴加50℃的热水（蒸馏水），大约15～20mL至溶液变浑浊。继续加热至溶液澄清，冷却使结晶充分，抽滤，再用乙醇-水（体积比1∶3）洗涤2～3次，干燥。

（3）产品检验　在三支小试管中分别放入大约0.2g粗阿司匹林、重结晶的阿司匹林、纯水杨酸，每个样品加入1mL乙醇，使其溶解，并分别加入1滴1%$FeCl_3$。记录实验现象，并解释。

纯乙酰水杨酸为白色针状或片状结晶，熔点135～136℃[6]。

2. 微量合成

将1.0g水杨酸置于25mL锥形瓶中，加入2.5mL乙酸酐和2滴浓硫酸，缓缓摇动锥瓶直至水杨酸溶解。将锥形瓶置70～75℃水浴上缓缓加热8～10min。冷却使结晶析出，如果不结晶，可用玻璃棒摩擦瓶壁，并置混合物于冰水浴中冷却，直至结晶大量产生。搅拌下加入25mL水，并置混合物于冰水浴中冷却，使结晶完全，抽滤，以少量冷水洗涤结晶。

将粗产物移入50mL烧杯中，加入13mL饱和碳酸氢钠水溶液，搅拌至无气泡放出为止。抽滤除去副产物，用5mL水洗涤不溶物，洗涤液并入滤液中。将滤液加到2mL浓盐酸和5mL水的混合溶液中，搅拌，阿司匹林将沉淀析出，用冰水浴充分冷却，抽滤，洗涤，干燥。

【注释】

[1] 长时间放置的乙酸酐遇空气中的水，容易分解成乙酸，所以在使用前必须重新蒸馏，收集139～140℃馏分。

[2] 反应温度不宜过高，否则将增加副产物（如水杨酰水杨酸酯、乙酰水杨酰水杨酸酯）的生成。

[3] 加热温度过高，或冷却速度太快，容易出现油状物而不是晶体，这是由于溶剂中的其他小分子钻进晶格破坏结晶。

[4] 洗涤时，应先拔开吸滤瓶上的橡皮管，加少量溶剂在滤饼上，溶剂用

量以使晶体刚好湿润为宜，再接上橡皮管将溶剂抽干。

［5］加入溶剂过多时，后续结晶困难。

［6］乙酰水杨酸易受热分解，因此熔点不是很明显，其分解温度为128～135℃，熔点为136℃。因此重结晶时不宜长时间加热，控制水温，产品采取自然晾干。用毛细管测熔点时宜先将溶液加热至120℃左右，再放入样品管测定。

【思考题】

1. 计算本实验原料用量的分子比，解释为什么用过量的乙酸酐，而不用过量的水杨酸？

2. 相应的仪器为什么要干燥，水的存在对反应会有什么影响？

3. 为什么在本实验中要加入浓硫酸？

4. 通过什么样的简便方法可以鉴定出阿司匹林是否变质？

实验七　对氨基苯甲酸的合成

【实验目的】

学习芳胺的酰化反应在有机合成中保护氨基的应用以及苯环侧链的氧化反应。

【实验原理】

芳香族伯胺的氨基容易发生氧化反应，在有机合成上为了保护氨基，往往先把氨基乙酰化变为乙酰苯胺，降低氨基的反应活性，然后进行其他反应，最后水解除去乙酰基。

乙酰苯胺可通过苯胺与冰醋酸、醋酸酐或乙酰氯等试剂作用制得。其中苯胺与乙酰氯反应最激烈，醋酸酐次之，冰醋酸最慢；本实验采用醋酸酐作乙酰化试剂。

苯环上侧链的反应采用化学氧化法，在本实验中，以 $KMnO_4$ 为氧化剂，使侧链甲基氧化成羧酸盐，然后加入酸使之析出。

$$H_3C \underset{}{\overset{}{\bigcirc}} NH_2 \xrightarrow[CH_3COONa]{(CH_3CO)_2O} H_3C \underset{}{\overset{}{\bigcirc}} NHCOCH_3 + CH_3COOH$$

$$H_3C \underset{}{\overset{}{\bigcirc}} NHCOCH_3 + 2KMnO_4 \longrightarrow KOOC \underset{}{\overset{}{\bigcirc}} NHCOCH_3 + 2MnO_2 + H_2O + KOH$$

$$\downarrow H^+$$

$$HOOC \underset{}{\overset{}{\bigcirc}} NHCOCH_3 \xrightarrow{H_2O/H^+} HOOC \underset{}{\overset{}{\bigcirc}} NH_2$$

【药品与试剂】

对甲苯胺（7.5g，0.07mol），醋酐（8mL，0.85mol），醋酸钠晶体（12g），$KMnO_4$（20.5g，0.13mol），结晶硫酸镁（20g），乙醇（95%），盐酸，氨水，硫酸，Na_2CO_3（10%），结晶硫酸镁。

【实验内容】

1. 对甲基乙酰苯胺的制备

在 250mL 圆底烧瓶中加入对甲苯胺 7.5g（0.07mol）、水 175mL、浓盐酸 7.5mL[1]，水浴加热回流，控温 50℃，对甲苯胺完全溶解后，加入 8mL 醋酐后，立即加醋酸钠溶液（12g/20mL 水）[2]，反应 1h，搅拌、冰水冷却得白色产品，抽滤，洗涤，得到白色固体，约 7.5g。

2. 对乙酰氨基苯甲酸的制备

在 250mL 的圆底烧瓶中加入对甲基乙酰苯胺 5g，结晶硫酸镁 20g[3]，水 100mL，85℃ 水浴加热。同时准备 $KMnO_4$ 溶液（20.5g/70mL 水），将 $KMnO_4$ 溶液在 0.5h 内分批加入对甲基乙酰苯胺混合物中，继续搅拌 15min 得深棕色溶液。趁热抽滤，除去 MnO_2 沉淀，紫色滤液中加入 95% 乙醇[4]，加热反应，过滤。再加入 20% H_2SO_4 酸化，冷却后抽滤。在 250mL 圆底烧瓶中加入上述产品，每克加 5mL18% 盐酸水解，小火加热 30min。然后加入 10% 氨水中和，测 pH 值，使溶液呈碱性。最后加入冰醋酸，使之析晶。冰水冷却，抽滤，干燥。

【注释】

[1] 加盐酸使对甲苯胺成为盐酸盐而溶解。

[2] 加醋酸钠溶液可中和盐酸，游离出—NH_2 以确保酰化顺利进行。

[3] 加结晶硫酸镁的目的是保持弱酸体系。

[4] 加乙醇是为了除去过量的 $KMnO_4$。

【思考题】

1. 常用的乙酰化试剂有哪些？请比较它们的乙酰化能力？

2. 侧链甲基的氧化还可以使用哪些氧化剂？如果你来设计该氧化反应，你会选用哪种氧化剂，说说理由。

实验八　乙酸乙酯的制备

【实验目的】

掌握乙酸乙酯的制备原理及方法，熟悉可逆反应提高产率的措施，进一步学习蒸馏、滴液漏斗和分液漏斗的操作方法，掌握液体产品的纯化方法。

【实验原理】

乙酸乙酯的合成方法很多，例如：可由乙酸或其衍生物与乙醇反应制取，也可由乙酸钠与卤乙烷反应来合成等，其中最常用的方法是在酸催化下由乙酸和乙醇直接酯化法。

酯化反应为可逆反应，提高产率的措施为：一方面加入过量的乙醇，另一方面在反应过程中不断蒸出生成的产物和水，促进平衡向生成酯的方向移动。在工业生产中，一般采用加入过量的乙酸，以便使乙醇转化完全，避免由于乙醇和水及乙酸乙酯形成二元或三元恒沸物给分离带来困难。

$$CH_3COOH + CH_3CH_2OH \xrightleftharpoons[\triangle]{H_2SO_4} CH_3COOCH_2CH_3 + H_2O$$

【药品与试剂】

无水乙醇，浓硫酸，冰醋酸，饱和碳酸钠溶液，饱和食盐水，饱和氯化钙溶液，无水碳酸钾。

【实验内容】

方法一：在 100mL 三口瓶中，加入 4mL 乙醇，摇动下慢慢加入 5mL 浓硫酸[1]，使其混合均匀，并加入几粒沸石。三口瓶一侧口插入温度计到液面下，另一侧口连接蒸馏装置，中间口安装滴液漏斗，漏斗末端应浸入液面以下，距瓶底约 0.5～1cm。或者将三口瓶一侧口插入温度计，另一侧口插入滴液漏斗，漏斗末端应浸入液面以下，中间口安一长的刺形分馏柱（装置如图 4-5）。

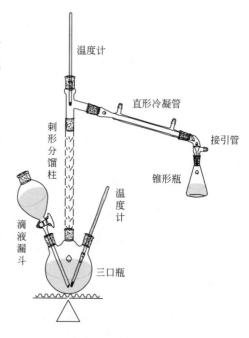

图 4-5　乙酸乙酯的制备装置

仪器装好后，在滴液漏斗内加入 10mL 乙醇[2] 和 8mL 冰醋酸，混合均匀，先向瓶内滴入约 2mL 的混合液，然后，将三口瓶在石棉网上小火（或加热套）加热到 110～120℃左右，这时蒸馏管口应有液体流出，再自滴液漏斗慢慢滴入其余的混合液，控制滴加速度和馏出速度大致相等，并维持反应温度在 110～125℃[3]之间，滴加完毕后，继续加热 10min，直至温度升高到 130℃不再有馏出液为止。

馏出液中含有乙酸乙酯及少量乙醇、乙醚、水和醋酸等，在摇动下，慢慢向粗产品中加入饱和碳酸钠溶液[4]（约6mL）至无二氧化碳气体放出，酯层用pH试纸检验呈中性。移入分液漏斗中，充分振摇（注意及时放气）后静置，分去下层水相。酯层用10mL饱和食盐水洗涤后[5]，再每次用10mL饱和氯化钙溶液洗涤两次，弃去下层水相，酯层自漏斗上口倒入干燥的锥形瓶中，用无水碳酸钾干燥。

将干燥好的粗乙酸乙酯小心倾入60mL的梨形蒸馏瓶中（不要让干燥剂进入瓶中），加入沸石后在水浴上进行蒸馏，收集73～80℃的馏分，称重。产量约5～8g。

方法二：在100mL圆底烧瓶中加入15mL冰醋酸和23mL95％乙醇，在振摇和冷却下分次加入7.5mL浓硫酸，混合均匀，加入沸石，装上回流冷凝管，水浴加热回流30min。稍冷，拆去回流装置，加入沸石，改装成蒸馏装置，水浴蒸馏至不再有馏出物为止。往馏出液中加10mL饱和碳酸钠溶液，充分振摇，使有机相呈碱性或中性。将混合液移至分液漏斗中，静置后分去水相，有机相加10mL饱和食盐水洗涤[5]，再用饱和氯化钙溶液洗涤两次，每次用量10mL。分出有机相于一干燥的小锥形瓶中，加入1g无水硫酸钠，振摇，塞紧瓶塞，干燥。将干燥后的产物滤入干燥的圆底烧瓶中，加入沸石，水浴加热蒸馏，收集73～78℃的馏分，称重。产量约13.1～15.6g。

【注释】

[1] 加浓硫酸时，必须慢慢加入并充分振荡烧瓶，使其与乙醇均匀混合，以免在加热时因局部酸过浓引起有机物碳化等副反应。

[2] 乙酸乙酯和水、乙醇形成二元或三元共沸混合物，共沸点都比原料的沸点低，故可在反应过程中不断将其蒸出。这些共沸物的组成和沸点如下：

共沸物组成	共沸点
① 乙酸乙酯91.9％，水8.1％	70.4℃
② 乙酸乙酯69.0％，乙醇31.0％	71.8℃
③ 乙酸乙酯82.6％，乙醇8.4％，水9.0％	70.2℃

三者共沸点很接近。蒸出来的可能是二元组成和三元组成的混合物。加过量48％的乙醇，一方面使乙酸转化率提高，另一方面可使产物乙酸乙酯大部分蒸出或全部蒸出反应体系，进一步促进乙酸的转化，即在保证产物以共沸物蒸出时，反应瓶中，仍然是乙醇过量。

[3] 本实验的关键问题是控制酯化反应的温度和滴加速度。控制反应温度在120℃左右，温度过低，酯化反应不完全；温度过高（＞140℃），易发生醇脱水和氧化等副反应。滴加速度太快会使醋酸和乙醇来不及作用而被蒸出，同

时也造成反应混合物温度下降，导致反应速率减慢，从而影响产率；滴加速率过慢，又会浪费时间，影响实验进程。

　　[4] 馏出液中除了酯和水外，还有少量未反应的乙醇和乙酸等杂质，故用碱（碳酸钠）除去其中的酸，用饱和氯化钙溶液除去其中的醇，否则会影响收率。

　　[5] 用饱和氯化钙溶液洗涤之前，要用饱和氯化钠溶液洗涤，不可用水代替饱和氯化钠溶液。粗制乙酸乙酯用饱和碳酸钠溶液洗涤之后，酯层中残留少量碳酸钠，若立即用饱和氯化钙溶液洗涤会生成不溶性碳酸钙，往往呈絮状物存在于溶液中，使分液漏斗堵塞，所以在用饱和氯化钙溶液洗涤之前，必须先用饱和氯化钠溶液洗涤，以便除去残留的碳酸钠。饱和食盐水还可减少酯在水中的溶解度（每1份水溶解1份乙酸乙酯）。

【思考题】

　　1. 酯化反应有什么特点，本实验如何创造条件促使酯化反应尽量向生成物方向进行？

　　2. 蒸出的粗乙酸乙酯中主要含有哪些杂质？如何逐一除去？

　　3. 用饱和氯化钙溶液洗涤的目的是什么？为什么先用饱和氯化钠溶液洗涤？是否可用水代替？

　　4. 如果采用醋酸过量是否可以？为什么？

实验九　茶叶中咖啡碱的提取及鉴定

【实验目的】

　　1. 了解从茶叶中提取咖啡碱的原理和方法。

　　2. 熟悉索氏提取器的使用方法；掌握升华操作技术。

　　3. 了解咖啡碱的鉴别方法。

【实验原理】

　　咖啡碱即咖啡因，是一种对中枢神经有兴奋作用的生物碱，常作为中枢神经系统的兴奋药，也是复方阿司匹林等药物的组分。

　　茶叶中含有多种生物碱，其中咖啡碱占1%～5%。茶叶中还含有单宁酸、茶多酚、色素以及纤维素、蛋白质等成分。咖啡碱易溶于氯仿（12.5%），乙醇（2%）等溶剂，在冷水中的溶解度为1%，在热水中的溶解度为5%。

　　咖啡碱是嘌呤的衍生物，化学名称为1,3,7-三甲基-2,6-二氧嘌呤，结构式如下：

嘌呤　　　　　　　　　　　　咖啡碱

含结晶水的咖啡碱为无色针状结晶，味苦。在 100℃ 时即失去结晶水，并开始升华，随温度升高升华加快，120℃ 时升华显著，178℃ 时升华很快。无水咖啡碱的熔点为 234～237℃。

从茶叶中提取咖啡碱时，往往选用适合的溶剂（氯仿、乙醇等）在索氏提取器中；连续抽提，然后蒸去溶剂，得到粗咖啡碱；再通过升华进行纯化，得咖啡碱纯品。也可以用热水浸泡茶叶，再选用适当的有机溶剂将咖啡碱从浸泡液中萃取出来。前一种方法称为升华法，后一种方法称萃取法。

咖啡碱除可通过熔点测定、生物碱特有反应和光谱法进行鉴别和鉴定外，还可以通过制备咖啡碱水杨酸盐衍生物或电荷迁移络合物进一步确认。咖啡碱水杨酸衍生物的熔点为 137℃。

【药品与试剂】

乙醇（95%），生石灰，醋酸铅（10%），氯仿，碘化铋钾，硅钨酸试剂，苯-乙酸乙酯，20%磷钼酸的醋酸-丙酮溶液（1∶1），水杨酸，甲苯，石油醚。

【实验内容】

1. 提取、分离与纯化

方法一（升华法）：称取茶叶末 10g，放入卷好的滤纸筒中[1]，并将滤纸筒放入索氏提取器内。在圆底烧瓶中加入 100mL 95%乙醇和 1～2 粒沸石，置水浴中加热回流提取约 1～2h[2]。当最后一次的冷凝液刚刚虹吸下去时，立即停止加热，改为蒸馏装置，回收提取液中大部分乙醇。将浓缩液（约 10～20mL）转入蒸发皿中，置水浴上蒸发至糊状；拌入 3～4g 生石灰[3]，再次放入蒸汽浴上，在玻璃棒不断搅拌下蒸干溶剂，将蒸发皿移至石棉网上用小火焙炒片刻，除去水分。

将一张多孔滤纸盖在蒸发皿上，取一个合适的玻璃漏斗罩在滤纸上。将该蒸发皿置于可控制温度的热源上，小心加热使其升华[4]。当滤纸上出现白色针状结晶时，要控制温度，缓慢升华。当大量白色晶体出现时，暂停加热，用刀片将滤纸上的结晶刮下，残渣经拌和后，再次升华。

合并两次收集的咖啡碱。

方法二（萃取法）：将 5g 茶叶及 150mL 水放入 500mL 烧杯中，加热煮沸约 15min。在煮沸过程中，若水蒸发过多，可补加热水至原体积，趁热过滤。在滤液中慢慢加入 10％醋酸铅溶液约 18mL 并不断搅拌，使溶液中鞣质等酸性物质沉淀下来。用布氏漏斗抽滤，除去沉淀。将滤液置于蒸发皿中浓缩至约 15mL，再次抽滤。将滤液转入分液漏斗中，加入 15mL 氯仿[5]，振摇，静置分层[6]，分出下层氯仿；水层再用氯仿萃取两次，每次 10mL；合并萃取液。用蒸馏装置回收氯仿，约剩 5mL 时停止加热；将残留液移至 50mL 小烧杯中，用水浴蒸去溶剂，得咖啡碱。

2. 鉴别

（1）与碘化铋钾反应　取 1mL 咖啡碱的乙醇溶液，加入 1～2 滴碘化铋钾试剂，应有淡黄色或红棕色沉淀出现。

（2）与硅钨酸试剂反应　取 1mL 咖啡碱的乙醇溶液，加入 1～2 滴硅钨酸试剂，应有淡黄色或灰白色沉淀出现。

（3）薄层色谱　用硅胶 G 板点样，用苯-乙酸乙酯（1∶1）作展开剂，用 20％磷钼酸的醋酸-丙酮溶液（1∶1）显色。若为一个斑点，说明纯度较高，否则相反。

（4）熔点测定　m. p. 234～237℃。

（5）咖啡碱水杨酸衍生物制备　在试管中加入 50mg 咖啡碱、37mg 水杨酸和 4mL 甲苯。在水浴上加热振摇使其溶解，然后加入 1mL 石油醚（60～90℃），在冰浴中冷却结晶。若无结晶析出，可用玻璃棒摩擦管壁。用玻璃钉漏斗过滤，收集产物。测定熔点，纯的衍生物 m. p. 为 137℃。

本实验提取与升华操作约需要 6～7h，鉴别实验约需 6～7h。

【注释】

[1] 滤纸筒大小要合适，既要贴紧器壁，又要放取方便，高度不能超过提取器的虹吸管。纸套上面折成凹形，以保证回流时可均匀浸润被提取物。

[2] 理论上应尽可能提取完全，直到回流液无色或颜色变浅，实际上回流虹吸 5～6 次即可，因为色素提尽与否，并不代表咖啡碱的提取率。

[3] 生石灰起吸水和中和作用，分解咖啡碱单宁酸盐和咖啡碱茶多酚盐，使咖啡碱游离而具有挥发性。

[4] 本实验成功与否取决于升华操作。样品到冷却面之间的距离应尽可能

近。升华过程中始终用小火间接加热，温度不可过高（最好维持在 120～178℃），否则易把滤纸碳化变黑，并把一些有色物质烘出来，影响收率和纯度。

［5］咖啡碱易溶于氯仿，而茶碱和可可碱难溶于氯仿，故可用氯仿作萃取剂，除去后两种物质。

［6］若萃取时出现乳化现象，分层困难时，可加入 5％HCl 使溶液呈中性，有助于分层。

【思考题】

1. 分离咖啡碱粗品时，为什么要加入氯化钙？

2. 从茶叶中提取的咖啡碱有绿色光泽，为什么？

3. 咖啡碱、茶碱与可可碱在结构上有什么区别？有何种用途？对人体有何利弊？

4. 本实验中，从回流提取、烘烤焙炒到升华操作，应如何减少产品损失？

5.《中国药典》规定，测定咖啡碱的含量时，要用极性较强的氯仿作提取剂，为什么？

附 录

附录一 常用化学元素相对原子质量

名称	符号	相对原子质量	名称	符号	相对原子质量
氢	H	1.00794	铁	Fe	55.845
氦	He	4.002602	钴	Co	58.93320
锂	Li	6.941	镍	Ni	58.6934
铍	Be	9.012182	铜	Cu	63.546
硼	B	10.811	锌	Zn	65.39
碳	C	12.011	镓	Ga	69.732
氮	N	14.00674	锗	Ge	72.61
氧	O	15.9994	砷	As	74.92159
氟	F	18.9984032	硒	Se	78.96
氖	Ne	20.1797	溴	Br	79.904
钠	Na	22.989768	氪	Kr	83.80
镁	Mg	24.3050	银	Ag	107.8682
铝	Al	26.981539	镉	Cd	112.411
硅	Si	28.0855	铟	In	114.818
磷	P	30.973762	锡	Sn	118.710
硫	S	32.066	锑	Sb	121.760
氯	Cl	35.4527	碲	Te	127.60
氩	Ar	39.948	碘	I	126.90447
钾	K	39.0983	氙	Xe	131.29
钙	Ca	40.078	铯	Cs	132.90543
钪	Sc	44.955910	钡	Ba	137.327
钛	Ti	47.867	铂	Pt	195.08
钒	V	50.9415	金	Au	196.96654
铬	Cr	51.9961	汞	Hg	200.59
锰	Mn	54.93805	铅	Pb	207.2

附录二 实验室常用试剂的配制

一、酸溶液

试剂名称	密度(20℃)/g・mL^{-1}	质量分数/%	物质的量浓度/mol・L^{-1}	配制方法
浓盐酸 HCl	1.19	37.23	12	
稀盐酸 HCl	1.10	20.39	6	浓盐酸 496mL 用水稀释 1000mL
稀盐酸 HCl	1.03	7.15	2	浓盐酸 167mL 用水稀释至 1000mL
浓硝酸 HNO$_3$	1.40	68	15	
稀硝酸 HNO$_3$	1.20	32	6	浓硝酸 375mL 用水稀释至 1000mL
浓硫酸 H$_2$SO$_4$	1.84	98	18	浓 H$_2$SO$_4$ 334mL 慢慢加到 600mL
稀硫酸 H$_2$SO$_4$	1.34	44	6	中,并不断搅拌,再用水稀释至 1000mL
浓醋酸 HAc	1.05	99	17	
稀醋酸 HAc	1.04	35	6	浓醋酸 353mL 用水稀释至 1000mL
稀醋酸 HAc	1.02	12	2	浓醋酸 118mL 用水稀释 1000mL
浓磷酸 H$_3$PO$_4$	1.69	85.5	14.7	
浓氢氟酸 HF	1.15	48	27.6	
高氯酸 HClO$_4$	1.12	19	2	

二、碱溶液

试剂名称	密度(20℃)/g・mol^{-1}	质量分数/%	物质的量浓度/mol・L^{-1}	配制方法
氢氧化钠 NaOH	1.22	20	6	240gNaOH 溶于水中稀释至 1000mL
氢氧化钠 NaOH	1.09	8	2	80gNaOH 溶于水中稀释至 1000mL
氢氧化钾 KOH	1.25	26	6	337gKOH 溶于水中稀释至 1000mL
浓氨水 NH$_3$・H$_2$O	0.90	25~27	15	
稀氨水 NH$_3$・H$_2$O	0.96	10	6	浓氨水 400mL 加水稀释至 1000mL
氢氧化钙 Ca(OH)$_2$	—	—	0.025	饱和溶液
氢氧化钡 Ba(OH)$_2$	—	—	0.2	饱和溶液

三、盐溶液

试剂名称	相对分子质量	浓度	配制方法
氯化铵 NH$_4$Cl	53.5	1mol・L^{-1}	溶解 53.5g,用水稀释至 1000mL
硝酸铵 NH$_4$NO$_3$	80	1mol・L^{-1}	溶解 80gNH$_4$NO$_3$,用水稀释至 1000mL
硫酸铵 (NH$_4$)$_2$SO$_4$	132	1mol・L^{-1}	溶解 132g,用水稀释至 1000mL
氯化钾 KCl	74.5	1mol・L^{-1}	溶解 74.5g,用水稀释至 1000mL
碘化钾 KI	166	1mol・L^{-1}	溶解 166g,用水稀释至 1000mL
铬酸钾 K$_2$CrO$_4$	194.2	1mol・L^{-1}	溶解 194g,用水稀释至 1000mL
高锰酸钾 KMnO$_4$	158.0	饱和液	溶解 70g,用水稀释至 1000mL
高锰酸钾 KMnO$_4$	158	0.1mol・L^{-1}	溶解 16g,用水稀释至 1000mL

续表

试剂名称	相对分子质量	浓度	配制方法
高锰酸钾 $KMnO_4$	158	0.03%	溶解 0.3g,加水稀释至 1000mL
铁氰化钾 $K_3Fe(CN)_6$	329.2	$1mol \cdot L^{-1}$	溶解 329g,加水稀释至 1000mL
亚铁氰化钾 $K_4Fe(CN)_6 \cdot 3H_2O$	422.4	$1mol \cdot L^{-1}$	溶解 422.4g $K_4Fe(CN)_6 \cdot 3H_2O$,加水稀释至 1000mL
醋酸钠 $NaAc \cdot 3H_2O$	136.1	$1mol \cdot L^{-1}$	溶解 136g $NaAc \cdot 3H_2O$,加水稀释至 1000mL
硫代硫酸钠 $Na_2S_2O_3 \cdot 5H_2O$	248.2	$0.1mol \cdot L^{-1}$	溶解 24.82g $Na_2S_2O_3 \cdot 5H_2O$ 于水中,加水稀释至 1000mL
磷酸氢二钠 $Na_2HPO_4 \cdot 12H_2O$	358.2	$0.1mol \cdot L^{-1}$	溶解 35.82g $Na_2HPO_4 \cdot 12H_2O$ 于水中,加水稀释至 1000mL
碳酸钠 Na_2CO_3	106.0	$1mol \cdot L^{-1}$	溶解 106.0g Na_2CO_3 于水中,加水稀释至 1000mL
硝酸银 $AgNO_3$	169.87	$0.1mol \cdot L^{-1}$	用水溶解 17.0g $AgNO_3$,加水稀释至 1000mL
氯化钡 $BaCl_2 \cdot 2H_2O$	244.3	25%	溶解 250g 于水中,稀释至 1000mL
氯化钡 $BaCl_2 \cdot 2H_2O$	244.3	$0.1mol \cdot L^{-1}$	溶解 24.4g $BaCl_2 \cdot 2H_2O$ 于水中,加水稀释至 1000mL
硫酸亚铁 $FeSO_4 \cdot 7H_2O$	278.0	$1mol \cdot L^{-1}$	用适量稀硫酸溶解 278g $FeSO_4 \cdot 7H_2O$,加水稀释至 1000mL
氯化铁 $FeCl_3 \cdot 6H_2O$	270.3	$1mol \cdot L^{-1}$	溶解 270g $FeCl_3 \cdot 6H_2O$ 于适量浓盐酸中,加水稀释至 1000mL
醋酸铅 $Pb(Ac)_2 \cdot 3H_2O$	379	$1mol \cdot L^{-1}$	溶解 379g 固体于水中,加水稀释至 1000mL
氯化亚锡 $SnCl_2 \cdot 2H_2O$	225.6	$0.1mol \cdot L^{-1}$	溶解 22.5g $SnCl_2 \cdot 2H_2O$ 于 150mL 浓盐酸中,加水稀释至 1000mL,加入纯锡数粒,以防止氧化
硫酸锌 $ZnSO_4 \cdot 7H_2O$	287	饱和	溶解约 900g $ZnSO_4 \cdot 7H_2O$ 于水中,加水稀释至 1000mL
硫酸锌 $ZnSO_4 \cdot 7H_2O$	287	$0.1mol \cdot L^{-1}$	溶解 28.7g 固体于水中,加水至 1000mL
过氧化氢		3%	将 10mL 30% 过氧化氢用水稀释到 1000mL
氯水		饱和	通 Cl_2 于水中至饱和为止
碘溶液		$0.01mol \cdot L^{-1}$	溶 1.3g 碘与 3gKI 于尽可能少量的水中,加水稀释至 1000mL
镁试剂(对硝基苯偶氮-间苯二酚)			溶解 0.01g 镁试剂于 1000mL 的 1mo/L NaOH 溶液中
邻二氮菲		0.5%	溶解 115gHgI_2 和 80gKI 于水中,加水稀释至 500mL
奈斯勒试剂			35gKI 和 1.3g$HgCl_2$ 溶解于 70mL 水,然后加入 4mo/L KOH 溶液混合,静置后,吸取其溶液。试剂宜藏于阴暗处
丁二酮肟		1%	溶解 1g 丁二酮肟于 100mL 95% 的乙醇中

四、常用的缓冲溶液

pH 值	配制方法
3.6	NaAc·3H$_2$O16g,溶于适量水中,加 6mol·L^{-1}HAc 268mL,加水稀释至 1000mL
4.0	NaAc·3H$_2$O40g,溶于适量水中,加 6mol·L^{-1}HAc 268mL,加水稀释至 1000mL 或 0.1mol·L^{-1} NaOH0.4mL,加入 50.0mL 0.1mol·L^{-1} KHC$_8$H$_4$O$_4$(邻苯二甲酸氢钾),加水稀释至 100mL
4.5	NaAc·3H$_2$O64g,溶于适量水中,加 6mol·L^{-1}HAc 136mL,加水稀释至 1000mL
5.0	NaAc·3H$_2$O100g,溶于适量水中,加 6mol·L^{-1}HAc 68mL,加水稀释至 1000mL
5.7	NaAc·3H$_2$O200g,溶于适量水中,加 6mol·L^{-1}HAc 26mL,加水稀释至 1000mL
7.0	NH$_4$Ac 154g,用水溶解后,加水稀释至 1000mL 或 0.1mol·L^{-1} NaOH 9.63mL,加入 50mL 0.1mol·L^{-1} KH$_2$PO$_4$,再加水稀释至 500mL
7.5	NH$_4$Cl 120g 溶于适量水中,加 15mol·L^{-1}氨水 2.8mL,加水稀释至 1000mL
8.0	NH$_4$Cl 100g 溶于适量水中,加 15mol·L^{-1}氨水 7.0mL,加水稀释至 1000mL
8.5	NH$_4$Cl 140g 溶于适量水中,加 15mol·L^{-1}氨水 8.8mL,加水稀释至 500mL
9.0	NH$_4$Cl 70g 溶于适量水中,加 15mol·L^{-1}氨水 48mL,加水稀释至 1000mL
9.5	NH$_4$Cl 60g 溶于适量水中,加 15mol·L^{-1}氨水 130mL,加水稀释至 1000mL
10.0	NH$_4$Cl54g 溶于适量水中,加 15mol·L^{-1}氨水 394mL,加水稀释至 1000mL
10.5	NH$_4$Cl 18g 溶于适量水中,加 15mol·L^{-1}氨水 350mL,加水稀释至 1000mL

五、特殊试剂

试剂名称	用途	配制方法
过氧化氢 3% H$_2$O$_2$	消毒消菌 鉴定 Cr^{3+}	将 10mL30%过氧化氢用水稀释到 1000mL
氯水	鉴定 Br$^-$、I$^-$ 用	通 Cl$_2$ 于水中至饱和为止
碘溶液	鉴定 AsO$_3^{3-}$ 用	溶 1.3g 碘与 3g KI 于尽可能少量的水中,加水稀至 1000mL(浓度约为 0.01mol·L^{-1})
茜素	鉴定 Al^{3+}、F$^-$用	用溶解茜素于 95%的乙醇中,直至饱和
镁试剂(对硝基苯偶氮间苯二酚)	鉴定 Mg^{2+}用	溶解 0.01g 镁试剂 0.01g 于 1000mL 的 1mol·L^{-1} NaOH 溶液中
邻二氮菲	鉴定 Fe^{2+}用	0.5%水溶液
萘斯勒试剂	鉴定 NH$_4^+$ 用	溶解 115g HgI$_2$ 和 80g KI 于水中,稀释至 500mL,加入 500mL6mol·L^{-1} NaOH 溶液,静置后,汲取其溶液,试剂宜藏于阴暗处
丁二酮肟	鉴定 Ni^{2+}用	溶 10g 丁二酮肟于 1000mL 95%的乙醇中

附录三　几种常用的酸碱指示剂

指示剂名称	变色范围 （pH）	颜色变化		配制方法	用量 滴/10mL 试液
		酸色	碱色		
百里酚蓝	1.2～2.8	红	黄	0.1%的 20%酒精溶液	1～2
甲基黄	2.9～4.0	红	黄	0.1%的 90%酒精溶液	1
甲基橙	3.1～4.4	红	黄	0.05%的水溶液	1
溴酚蓝	3.0～4.6	黄	蓝紫	0.1%的 20%酒精溶液	1
石蕊	4.0～6.4	红	蓝	一般做试纸,不做试液	
甲基红	4.2～6.3	红	黄	0.1%的 60%酒精溶液	1
溴百里酚蓝（溴麝香草酚蓝）	6.2～7.6	黄	蓝	0.1%的 20%酒精溶液	1
中性红	6.8～8.0	红	黄	0.1%的 60%酒精溶液	1
酚红	6.7～8.4	黄	红	0.1%的 60%酒精溶液	1
酚酞	8.0～10.0	无	红	0.5%的 90%酒精溶液	1～3
百里酚酞	9.4～10.6	无	蓝	0.1%的 90%酒精溶液	1～2

附录四　常见离子和化合物的颜色

一、常见离子的颜色（水溶液中）

离子	颜色	离子	颜色
$Cr_2O_7^{2-}$	橘红色	$[Cu(OH)_4]^{2-}$	蓝色
MnO_4^{2-}	绿色	$[Cu(NH_3)_4]^{2+}$	深蓝色
$[Ni(NH_3)_6]^{2+}$	紫色	$[Ag(S_2O_3)_2]^{3-}$	无色
$[Co(NH_3)_6]^{3+}$	酒红	$[Fe(CN)_6]^{3-}$	无色
$[Co(NH_3)_6]^{2+}$	橙黄	MnO_4^-	紫色
$[CuCl_4]^{2-}$	黄色	Fe^{3+}	浅紫
$[Ag(NH_3)_2]^+$	无色	$[Ni(CN)_4]^{2-}$	无色
$[HgCl_4]^{2-}$	无色	$[Co(NO_2)_6]^{3-}$	黄色
CrO_4^{2-}	橘黄色	SCN^-	无色
Mn^{2+}	浅粉红	$[Zn(NH_3)_4]^{2+}$	无色
Co^{2+}	桃红	$[HgI_4]^{2-}$	黄色
$[Co(CN)_6]^{3-}$	紫色	$[Fe(CN)_6]^{4-}$	黄色

二、常见化合物的颜色

化合物	颜色	化合物	颜色	化合物	颜色
KCl	白色	K_2SO_3	白色	Na_2CO_3	白色
KOH	白色	$Na_2CO_3 \cdot 10H_2O$	无色	$NaCl$	白色
KBr	白色	KNO_2	白,微黄	Na_2CrO_4	黄色
KI	白色	KIO_3	白色	$Na_2Cr_2O_7$	橘红
KCN	白色	$K_3Fe(CN)_6$	宝石红	K_2CrO_4	柠檬黄
$K_4Fe(CN)_6$	黄色	NaF	无色	$K_2S_2O_3$	无色
$KSCN$	无色	$KMnO_4$	紫色	$NaAc$	白色
NaI	白色	$K_2Cr_2O_7$	橘红	$NaHCO_3$	白色
K_2MnO_4	绿色	K_2SO_4	无色	Na_2HPO_4	白色
KNO_3	无色	$Na_2S_2O_3$	白色	Na_3PO_4	白色
NaH_2PO_4	白色	$Ca(ClO)_2$	白色	Na_2SO_4	白色
NH_4F	白色	$Ca_3(PO_4)_2$	白色	$Ca(H_2PO_4)_2$	无色
$CaHPO_4$	白色	$Na_2SO_4 \cdot 10H_2O$	无色	Na_2SO_3	白色
Na_2S	白色	NH_4NO_3	无色—白色	$Na_2B_4O_7$	白色
$Al(OH)_3$	白色	$(NH_4)_2S_2O_8$	白色	$(NH_4)H_2PO_4$	白色
$(NH_4)_2HPO_4$	白色	四苯硼钠	白色	$CaCO_3$	白色
$Na_2S_2O_3$	白色	$(NH_4)_2SO_4$	无色	$CaCrO_4$	黄色
$CaCl_2$	白色	NH_4SCN	无色	NH_4Br	白色
NH_4Cl	白色	$CaSO_4$	白色	$BaCl_2$	白色
As_2O_3	白色	$CdCl_2$	无色—白色	$Ba(OH)_2$	白色
$CoSO_4$	红色	$BaCrO_4$	黄色	CdS	淡黄
Cu_2O	红棕	CuO	黑色	$CuSO_4$	灰白
$Cu(OH)_2$	蓝色	$BaSO_4$	白色	Cu_2S	蓝—灰黑
$CuSO_4 \cdot 5H_2O$	蓝色	CuS	黑色	SnS	棕色
$Cr(OH)_3$	灰绿	$FeCl_3$	暗红	$Fe(OH)_3$	红—棕
$SnCl_4$	无色	Cr_2O_3	亮绿	Fe_2O_3	红棕
$SnCl_2$	白色	$CrCl_3$	暗绿	$MnSO_4$	淡红
$CoCl_2 \cdot 6H_2O$	粉红	Fe_2S_3	黄绿	$FeCl_2$	灰绿
MnS	浅红	$HgNH_2Cl$	白色	FeS	黑色
$FeSO_4 \cdot 7H_2O$	蓝绿	$HgCl_2$	白色	$Hg(NO_3)_2 \cdot H_2O$	无—微黄
HgI_2	猩红	$Pb(Ac)_2$	无色—白色	$Hg(NO_3)_2$	无色
HgO	亮红	$PbCl_2$	白色	PbO_2	深棕
$PbCrO_4$	橙黄	HgS	黑色	$Pb(NO_3)_2$	无色—白色
HgS	红色	Hg_2Cl_2	白色	$PbSO_4$	白色
$MgSO_4 \cdot 7H_2O$	白色	Hg_2I_2	亮黄	$NiCl_2$	绿
PbS	黑色	$MnCl_2$	淡红	Ag_2O	棕黑
MnO_2	紫黑	$Ni(OH)_2$	苹果绿	NiS	黑色
Ag_2S	灰黑	$NiSO_4$	翠绿	$AgCl$	白色
$AgSCN$	无色	$AgBr$	淡黄	$Ag_2Cr_2O_7$	无色
AgI	黄色	Ag_2CrO_4	深棕色	$H_2O_2(l)$	无色
$AgNO_3$	无色	ZnS	白色—淡黄	I_2	紫黑
Cl_2	黄绿	$Br_2(l)$	棕红		

附录五　常见阴、阳离子鉴定一览表

离子	试　　剂	现　　象	条　件
Cl^-	银氨溶液中＋HNO_3	白色沉淀($AgCl$)	
Br^-	氨水＋CCl_4	CCl_4 层显黄或橙色(Br_2)	
I^-	氨水＋CCl_4	CCl_4 层显紫色(I_3)	
NO_3^-	二苯胺	蓝色环	硫酸介质
NO_2^-	$KI＋CCl_4$	CCl_4 层显紫色(I_2)	HAc 介质
CO_3^{2-}	$Ba(OH)_2$	$Ba(OH)_2$ 溶液浑浊($BaCO_3$↓)	
SO_4^{2-}	$HCl＋BaCl_2$	白色沉淀($BaSO_4$)	酸性介质
SO_3^{2-}	$HCl＋H_2O_2$	白色沉淀($BaSO_4$)	酸性介质
$S_2O_3^{2-}$	HCl	溶液变浊(S)	酸性、加热
S^{2-}	HCl	$PbAc_2$ 试纸变黑(PbS)	酸性介质
	$Na_2[Fe(CN)_5NO]$	$Na[Fe(CN)_5NOS]$紫色	碱性介质
PO_4^{3-}	$(NH_4)_2MoO_2$	黄色沉淀 $[(NH_4)_3PO_4 \cdot 12MoO_3 \cdot 6H_2O]$	HNO_3 介质 过量试剂
K^+	$Na_3[Co(NO_2)_6]$	黄色沉淀($K_2Na[Co(NO_2)_6]$)	中性弱酸性介质
Na^+	$Zn(Ac)_2 \cdot UO_2(Ac)_2$	淡黄色沉淀	中性或 HAc 介质
NH_4^+	纳斯勒试剂	红褐色沉淀($HgO \cdot HgNH_2I$)	碱性介质
Ag^+	HCl-$NH_3 \cdot H_2O$-HNO_3	白色沉淀($AgCl$)	酸性介质
Ca^{2+}	$(NH_4)_2C_2O_4$	白色沉淀(CaC_2O_4)	$NH_3 \cdot H_2O$ 介质
Mg^{2+}	$(MgNH_4PO_4)$	白色沉淀	$NH_3 \cdot H_2O$-NH_4Cl 介质
	镁试剂	蓝色沉淀	强碱性介质
Ba^{2+}	K_2CrO_4	黄色沉淀($BaCrO_4$)	HAc-NH_4Ac 介质
Zn^{2+}	Na_2S	白色沉淀(ZnS)	
	$(NH_4)_2Hg(SCN)_4$	白色沉淀[$ZnHg(SCN)_4$]	HAc 介质
Cu^{2+}	$K_4[Fe(CN)_6]$	红色沉淀($ZnHg[Fe(CN)_6]$)	HAc 介质
Hg^{2+}	$SnCl_2$	白色沉淀($HgCl_2$)变黑(Hg)	酸性介质
Pb^{2+}	K_2CrO_4	黄色沉淀($PbCrO_4$)	HAc 介质
Co^{2+}	$KSCN$	蓝色($Co(SCN)_4^{2-}$)	中性、NH_4F、丙酮介质
Al^{3+}	铝试剂	红色沉淀	HAc-NH_4Ac 介质
Fe^{2+}	$K_3[Fe(CN)_6]$	蓝色沉淀(滕氏蓝)	酸性介质
Fe^{3+}	$K_4[Fe(CN)_6]$	蓝色(普鲁士蓝)	酸性介质
	$KSCN$	血红色$[Fe(SCN)_x]^{3-x}$	酸性介质
Bi^{3+}	$Na_2[Sn(OH)_4]$	沉淀变黑色(Bi)	浓 NH_3 介质
Cr^{3+}	$3\%H_2O_2$-$PbAc_2$	黄色沉淀($PbCrO_4$)	碱性介质

附录六 有机实验常用试剂的配制方法

试剂名称	浓度/mol·L^{-1}	配制方法
硫化钠 Na_2S	1	称取 240g $Na_2S \cdot 9H_2O$、40g NaOH 溶于适量水中,稀释至 1L,混匀
硫化铵 $(NH_4)_2S$	3	通 H_2S 于 200mL 浓氨水中直至饱和,然后再加 200mL 浓氨水,最后加水稀释至 1L,混匀
氯化亚锡 $SnCl_2$	0.25	称取 56.4g $SnCl_2 \cdot 2H_2O$ 溶于 100mL 浓 HCl 中,加水稀释至 1L,在溶液中放入几颗纯锡粒(亦可将锡溶解于一定量的浓 HCl 中配制)
三氯化铁 $FeCl_3$	0.5	称取 135.2g $FeCl_3 \cdot 6H_2O$ 溶于 100mL 6mol·L^{-1} HCl 中,加水稀释至 1L
三氯化铬 $CrCl_3$	0.1	称取 26.7g $CrCl_3 \cdot 6H_2O$ 溶于 30mL 6mol·L^{-1} HCl 中,加水稀释至 1L
硝酸铋 $Bi(NO_3)_3$	0.1	称取 48.5g $Bi(NO_3)_3 \cdot 5H_2O$ 溶于 250mL 1mol·L^{-1} HNO_3 中,加水稀释至 1L
硫酸亚铁 $FeSO_4$	0.25	称取 69.5g $FeSO_4 \cdot 7H_2O$ 溶于适量水中,加入 5mL 18 mol·L^{-1} H_2SO_4,再加水稀释至 1L,并置于小铁钉数枚
Cl_2 水	Cl_2 的饱和水溶液	将 Cl_2 通入水中至饱和为止(用时临时配制)
Br_2 水	Br_2 的饱和水溶液	在带有良好磨口塞的玻璃瓶内,将市售的 Br_2 约 50g(16mL) 注入 1L 水中,在 2h 内经常剧烈振荡,每次振荡之后微开塞子,使积聚的 Br_2 蒸气放出。在储存瓶底总有过量的溴。将 Br_2 水倒入试剂瓶时,剩余的 Br_2 应留于储存瓶中,而不倒入试剂瓶(倾倒 Br_2 或 Br_2 水时,应在通风橱中进行,将凡士林涂在手上或戴橡皮手套操作,以防 Br_2 蒸气灼伤)
I_2 水	约 0.005	将 1.3g I_2 和 5g KI 溶解在尽可能少量的水中。待 I_2 完全溶解后(充分搅动)再加水稀释至 1L
淀粉溶液	约 0.5%	称取易溶淀粉 1g 和 $HgCl_2$ 5mg (作防腐剂)置于烧杯中,加水少许调成薄浆,然后倾入 200mL 沸水中
亚硝酸铁氰化钠	3	称取 3g $Na_2[Fe(CN)_5NO] \cdot 2H_2O$ 溶于 100mL 水中
奈斯勒试剂		称取 115g HgI_2 和 80g KI 溶于足量的水中,稀释至 500mL,然后加入 500mL 6mol·L^{-1} NaOH 溶液,静置后取其清液保存于棕色瓶中
二苯硫腙	0.01	称取 10mg 二苯硫腙溶于 100mL CCl_4 中
丁二酮肟	1	称取 1g 丁二酮肟溶于 100mL 95% 的乙醇中
饱和亚硫酸氢钠溶液		在 100mL 40% 亚硫酸氢钠溶液中,加入不含醛的无水乙醇 25mL
2,4-二硝基苯肼		称取 2,4-二硝基苯肼 3g,溶于 15mL 浓 H_2SO_4 中,再加入 70mL 95% 乙醇中,再加水稀释至 100mL 即得
碘-碘化钾溶液		称取 2g 碘和 5g 碘化钾溶于 100mL 水中即可

续表

试剂名称	浓度/mol·L^{-1}	配制方法
斐林试剂		斐林试剂 A：取 3.5 g CuSO$_4$·2H$_2$O 溶于 100mL 水中，浑浊时过滤。斐林试剂 B：取酒石酸钾钠晶体 17g 于 15~20mL 热水中，加入 20mL 20％NaOH 稀释至 100mL。此两种溶液要分别贮存，使用时取等量试剂 A 和试剂 B 混合即可
希夫试剂		取 0.2g 对品红盐酸盐于 100mL 热水，冷却后，加入 2g 亚硫酸氢钠和 2mLHCl，再用水稀释至 200mL
氯化亚铜氨溶液		取 1g 氯化亚铜加 1~2mL 浓氨水和 10mL 水，用力振摇，静置，倾出溶液，并投入 1 块铜片贮存备用
氯化锌-盐酸（Lu-cas）试剂		取 34g 熔化过的无水 ZnCl$_2$ 溶于 23mL 纯浓 HCl 中，同时冷却约得 35mL 溶液
托伦试剂（Tol-lens）		加 20mL 5％ AgNO$_3$ 于一干净试管内，加入 1 滴 10％ NaOH，后滴加 2％氨水摇匀即得
班氏试剂（Bene-dict）		取 20g 柠檬酸和 11.5g 无水 Na$_2$CO$_3$ 于 100mL 热水中，在不断搅拌下把 2g 硫酸铜结晶的 20mL 水溶液加入此柠檬酸和 Na$_2$CO$_3$ 溶液中即可
α-萘酚乙醇试剂		取 α-萘酚 10g 溶于 95％乙醇内，再用水稀释至 100mL 即可
间苯二酚-盐酸试剂		取间苯三酚 0.05g 溶于 50mL 浓盐酸内，再用水稀释至 100mL 即可

附录七　水的饱和蒸气压

温度/℃	p/mmHg	温度/℃	p/mmHg	温度/℃	p/mmHg	温度/℃	p/mmHg
0	4.579	15	12.788	30	31.62	85	433.6
1	4.926	16	13.634	31	33.695	90	525.76
2	5.294	17	14.530	32	35.52	91	546.05
3	5.685	18	15.477	33	37.729	92	566.99
4	6.101	19	16.477	34	39.898	93	588.60
5	6.543	20	17.535	35	42.175	94	610.90
6	7.013	21	18.650	40	55.324	95	633.90
7	7.513	22	19.827	45	71.88	96	657.62
8	8.045	23	21.068	50	92.61	97	682.07
9	8.609	24	22.377	55	118.04	98	707.27
10	9.227	25	23.756	60	149.38	99	733.24
11	9.844	26	25.209	65	187.54	100	760.00
12	10.52	27	26.739	70	233.7		
13	11.28	28	28.349	75	289.1		
14	11.987	29	30.043	80	355.1		

注：1mmHg＝133.322Pa。

附录八 不同温度下水的折射率

温度/℃	折射率	温度/℃	折射率	温度/℃	折射率
0	1.33395	19	1.33308	26	1.33243
5	1.33388	20	1.33300	27	1.33231
10	1.33368	21	1.33292	28	1.33219
15	1.33337	22	1.33283	29	1.33206
16	1.33330	23	1.33274	30	1.33192
17	1.33323	24	1.33264		
18	1.33316	25	1.33254		

附录九 常用有机溶剂的物理常数

名 称	沸点/℃	熔点/℃	相对密度(20℃)	介电常数	溶解度[①]/g・(100g 水)$^{-1}$
乙醚	35	−116	0.71	4.3	6.0
戊烷	36	−130	0.63	1.8	不溶
二氯甲烷	40	−95	1.33	8.9	1.30
二硫化碳	46	−111	1.26	2.6	0.29(20℃)
丙酮	56	−95	0.79	20.7	∞
氯仿	61	−64	1.49	4.8	0.82(20℃)
甲醇	65	−98	0.79	32.7	∞
四氢呋喃	66	−109	0.89	7.6	∞
己烷	69	−95	0.66	1.9	不溶
三氯醋酸	72	−15	1.49	39.5	∞
四氯化碳	77	−23	1.59	2.2	0.08
醋酸乙酯	77	−84	0.90	6.0	8.1
乙醇	78	−114	0.79	24.6	∞
环己烷	81	6.5	0.78	2.0	0.01
苯	80	5.5	0.88	2.3	0.18
甲基乙基丙酮	80	−87	0.80	18.5	24.0(20℃)
乙腈	82	−44	0.78	37.5	∞
异丙醇	82	−88	0.79	19.9	∞
正丁醇	82	26	0.78(30℃)	12.5	∞
三乙胺	90	−115	0.73	2.4	∞

续表

名　称	沸点 /℃	熔点 /℃	相对密度 （20℃）	介电常数	溶解度① /g·(100g 水)⁻¹
丙醇	97	−126	0.80	20.3	∞
甲基环乙烷	101	−127	0.77	2.2	0.01
甲酸	101	8	1.22	58.5	∞
硝基甲烷	101	−29	1.14	35.9	11.1
1,4-二氧乙烷	101	12	1.03	2.2	∞
甲苯	111	−95	0.87	2.4	0.05
吡啶	115	−42	0.98	12.4	∞
正丁醇	118	−89	0.81	17.5	7.45
醋酸	118	17	1.05	6.2	∞
乙二醇单甲醚	125	−85	0.96	16.9	∞
吗啉	129	−3	1.00	7.4	∞
氯苯	132	−46	1.11	5.6	0.05(30℃)
醋酐	140	−73	1.08	20.7	反应
二甲苯(混合体)	138～142	13②	0.86	2③	0.02
二丁醚	142	−95	0.77	3.1	0.03(20℃)
均四氯甲烷	146	−44	1.59	8.2	0.29(20℃)
苯甲醚	154	−38	0.99	4.3	1.04
二甲基甲酰胺	153	−60	0.95	36.7	∞
二甘醇二甲醚	160		0.94		∞
1,3,5-三甲苯	165	−45	0.87	2.3	0.03(20℃)
二甲亚砜	189	18	1.10	46.7	25.3
乙二醇	197	−16④ −13	1.11	37.7	∞
N-甲基-2-吡咯烷酮	202	−24	1.03	32.0	∞
硝基苯	211	6	1.20	34.8	0.19(20℃)
甲酰胺	210	3	1.13	111	∞
喹啉	237	−15	1.09	9.0	0.6(20℃)
二甘醇	245	−7	1.11	31.7	∞
二苯醚	258	27	1.07	3.7(>27℃)	0.39
三甘醇	288	−4	1.12	23.7	∞
环丁砜	287	28	1.26(30℃)	43	∞(30℃)
甘油	290	18	1.26	42.5	∞
三乙醇胺	335	22	1.12(25℃)	29.4	∞
邻苯二甲酸二丁酯	340	−35	1.05	6.4	不溶

①　除非另作注明外，皆为 25℃ 的溶解度。溶解度<0.01 作为不溶解。

②　对二甲苯的熔点（较高熔点的异构体）。

③　近似值。

④　因为很容易过冷和形成玻璃状，所以有两种熔点。

附录十　常见的共沸混合物

二元共沸混合物

组　　　分		共沸点/℃	共沸物质量组成	
A(沸点)	B(沸点)		A	B
水 (100℃)	苯(80.6℃)	69.3	9%	91%
	甲苯(110.6℃)	84.1	19.6%	80.4%
	氯仿(61℃)	56.1	2.8%	97.2%
	乙醇(78.3℃)	78.2	4.5%	95.5%
	丁醇(117.8℃)	92.4	38%	62%
	异丁醇(108℃)	90.0	33.2%	66.8%
	仲丁醇(99.5℃)	88.5	32.1%	67.9%
	叔丁醇(82.8℃)	79.9	11.7%	88.3%
	烯丙醇(97.0℃)	88.2	27.1%	72.9%
	苄醇(205.2℃)	99.9	91%	9%
	乙醚(34.6℃)	110(最高)	79.8%	20.2%
	二氧六环(101.3℃)	87	20%	80%
	四氯化碳(76.8℃)	66	4.1%	95.9%
	丁醛(75.7℃)	68	6%	94%
	三聚乙醛(115℃)	91.4	30%	70%
	甲酸(100.8℃)	107.3(最高)	22.5%	77.5%
	乙酸乙酯(77.1℃)	70.4	8.2%	91.8%
	苯甲酸乙酯(212.4℃)	99.4	84%	16%
乙醇 (78.3℃)	苯(80.6℃)	68.2	32%	68%
	氯仿(61℃)	59.4	7%	93%
	四氯化碳(76.8℃)	64.9	16%	84%
	乙酸乙酯(77.1℃)	72	30%	70%
甲醇 (64.7℃)	四氯化碳(76.8℃)	55.7	21%	79%
	苯(80.6℃)	58.3	39%	61%
乙酸乙酯 (77.1℃)	四氯化碳(76.8℃)	74.8	43%	57%
	二硫化碳(46.3℃)	46.1	7.3%	92.7%
丙酮 (56.5℃)	二硫化碳(46.3℃)	39.2	34%	66%
	氯仿(61℃)	65.5	20%	80%
	异丙醚(69℃)	54.2	61%	39%
己烷 (69℃)	苯(80.6℃)	68.8	95%	5%
	氯仿(61℃)	60.0	28%	72%
环己烷 (80.8℃)	苯(80.6℃)	77.8	45%	55%

三元共沸混合物

组分(沸点)			共沸物质量组成			共沸点 /℃
A	B	C	A	B	C	
水 (100℃)	乙醇 (78.3℃)	乙酸乙酯 (77.1℃)	7.8%	9.0%	83.2%	70.3
		四氯化碳 (76.8℃)	4.3%	9.7%	86%	61.8
		苯 (80.6℃)	7.4%	18.5%	74.1%	64.9
		环己烷 (80.8℃)	7%	17%	76%	62.1
		氯仿 (61℃)	3.5%	4.0%	92.5%	55.6
	正丁醇 (117.8℃)	乙酸乙酯 (77.1℃)	29%	8%	63%	90.7
	异丙醇 (82.4℃)	苯 (80.6℃)	7.5%	18.7%	73.8%	66.5
	二硫化碳 (46.3℃)	丙酮 (56.4℃)	0.81%	75.21%	23.98%	38.04

参 考 文 献

［1］ 铁步荣. 无机化学实验［M］. 北京：中国中医药出版社，2012.

［2］ 刘幸平. 无机化学实验［M］. 北京：人民卫生出版社，2012.

［3］ 王传胜. 无机化学实验［M］. 北京：化学工业出版社，2009.

［4］ 李梅君. 无机化学实验［M］. 北京：高等教育出版社，2007.

［5］ 曹凤岐. 无机化学实验与指导［M］. 北京：中国医药科技出版社，2003.

［6］ 铁步荣等. 无机化学实验［M］. 北京：科学出版社，2002.

［7］ 梅文杰. 无机化学实验［M］. 北京：科学出版社，2007.

［8］ 彭松. 有机化学实验［M］. 北京：中国中医药出版社，2006.

［9］ 黄世德. 分析化学试验［M］. 北京：中国中医药出版社，2011.

［10］ 兰州大学和复旦大学化学系有机化学教研组编. 有机化学实验［M］. 北京：高等教育出版社，1994.

［11］ 北京大学化学系有机教研组编. 有机化学实验［M］. 北京：北京大学出版社，1990.

［12］ 刘约权. 实验化学［M］. 北京：高等教育出版社，1999.